Andreas A. Noll

Verdauungs-Ratgeber Traditionelle Chinesische Medizin

Verdauungsstörungen, Reizdarm, Verstopfung und Blähungen mit TCM behandeln

Andreas A. Noll

Verdauungs-Ratgeber

Traditionelle Chinesische Medizin

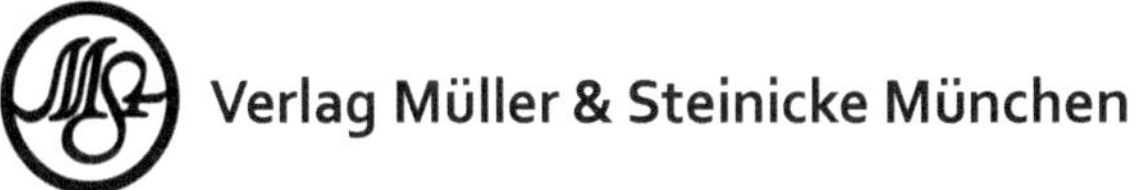

Nachdruck 2024

ISBN 978-3-87569-225-9

Inhalt

1. Über Essen... und Verdauung...

Dies ist KEIN Ernährungs-Ratgeber – oder vielleicht doch? Dem körper- und gesundheitsbewussten Menschen werden Hunderte, wenn nicht Tausende heils- und kleidergrößenversprechende Essstrategien offeriert. Ernährungspäpste und -kardinäle wetteifern mit der bunten Presse um Tipps für das richtige Essen. Meistens geht es darum schlank zu werden, so dass auch reif gewordene 40-50-60jährige in die Konfektionsgrößen der Jugendlichen hineinpassen und gleichzeitig noch gesund und leistungsfähig sind. BMI und Idealgewichte werden ebenso wie normierte Labor-Parameter propagiert. Dem kritischen Betrachter müsste es eigentlich schon aufgefallen sein, dass es sich immer nur um Quantität dreht. Die Masse und die Zahlen sind wichtig, nicht das Gefühl von Gesundheit und Wohlbefinden. Wer wenig Kilo auf die Wage bringt, hat gesund zu sein. Unabhängig von dem, was die alten Chinesen als Qi bezeichneten. Das ist die Lebenskraft, die grundlegende Power, die uns vital erhält. Abhängig ist diese Vitalität von sehr vielen Faktoren – viel zu vielen, um sie zu reduzieren auf Menge und Art des Gewichts. „Der Mensch ist, was er isst" – diese alte Volksweisheit hat ihre Richtigkeit. Insofern sollten wir sehr darauf achten, was wir zu uns nehmen als Bausteine für dieses Qi. Auf der anderen Seite aber uns auch vor Augen halten, was denn mit den Menschen ist, die nicht die aus heutiger Sicht optimale, vollwertige und naturbelassene Nahrung zu sich nehmen: Sind diese zwangsläufig auch krank? Wir leben im Überfluss hier und heute im Westen. Wie schaut es mit der früher Hunger leidenden Nachkriegsgeneration aus? Was ist mit den Nordeuropäern und den Eskimos, die einen zumindest saisonalen Mangel an frischen Gemüsen seit Jahrtausenden hatten? Kritisches Nachdenken führt dann schnell zu dem Schluss, dass entscheidende Faktoren dieser umfassenden „Energieversorgung" ignoriert werden:

- Der Energieverbrauch ist nahezu banal einfach messbar mittels der Dauer-Körpertemperatur. Je höher die Temperatur, desto mehr „Heizkraft" (= Kalorien) wird verbraucht.

- Bekannt, aber kaum adäquat gewürdigt: Vergleichen Sie einmal die körperliche Alltags-Bewegung auch eines Büro-Arbeiters vor 50 Jahren mit dem heutigen Auto-PC-Sofa-gelegentlich-mal-Fitnessstudio-Muster!
- Der Faktor „X": überall wird von der Einfuhr gesprochen, also von der Nahrungsaufnahme. Und wie schaut es mit der Ausfuhr aus? Was der Darm nach außen entlässt als Stuhl/Kot, hat durchaus auch noch „Heizkraft", also Kalorien. In Tibet heizt man mit den Dungfladen der (sich durchaus vegan ernährenden) Yaks...
- Was machen wir eigentlich aus dem Zugeführten? Wie schafft es unser bewundernswerter Organismus, womöglich aus dem minderwertigsten Essen wertvolle Lebensenergie zu erzeugen?

Um dieses bemerkenswerte, enorm effektive Kraftwerk geht es in diesem Büchlein. Was geschieht mit dem Essen vom Mund bis zum Anus? Wie können Sie als Therapeut oder Patient sowohl mit der westlichen Medizin als auch mit den feinen, ganzheitlichen Methoden der chinesischen Medizin (TCM) Störungen erkennen und möglichst einfach „in den Griff" bekommen?

2. Verdauung aus Sicht der TCM und der westlichen Medizin

2.1. Unterschiede und Gemeinsamkeiten

In den letzten beiden Jahrhunderten hat die westliche Medizin enorme Fortschritte machen können. Das Wissen über die Vorgänge im Körper ermöglicht genaueste Analysen auch feinster Vorgänge. Enzyme und Hormone und ihre Bedeutung sind bis in die allerkleinste Zell-Ebene erforscht. Es stellt sich immer mehr heraus, dass die Komplexität dieses lebenserhaltenen Netzwerkes gewaltig ist. Und sicherlich noch viele Überraschungen birgt. Glaubenssätze werden vehement propagiert, andere „vergessen" oder für nichtig erklärt. Magenprobleme wie z.B. Gastritis waren vor 30 Jahren noch meist als „psychosomatisch" begründet betrachtet. Nun ist es ein Keim namens Helicobacter. Diabetes 2 – früher Insulinmangel, heute eine Resistenz gegen Insulin. Paradigmen wandeln sich. Dies sollten wir alle akzeptieren und dennoch jedes neue Dogma erst mal skeptisch betrachten. Alles entwickelt sich – im Großen wie im Kleinen. So auch die Herangehensweise bei gesundheitlichen Störungen: Obwohl es jedem Mediziner klar ist, dass es im Verdauungstrakt um einen Prozess geht, der vom Mund bis zum Anus reicht, wird z.B. der Magen so behandelt, als ob er isoliert wäre. Eigentlich ist es doch nur logisch, dass Magen-Probleme sich auf den Darm auswirken, also auch auf die Aufnahme von Nährstoffen! Nichtsdestotrotz wird z.B. mit Säureblockern (wie Omeprazol®) die Magensäure reduziert und die Konsequenzen im darauf folgenden „Modul" werden in der Regel außer Acht gelassen. Die westliche Medizin wirkt anscheinend gut, ist aber stets selektiv und vor allem statisch. Doch der Mensch ist dynamisch, so lange er lebt!

Ein anderer Aspekt dieser Herangehensweise: Befunde sind wichtig, aber nicht das Befinden! Bei wie vielen Ratsuchenden finden die westlichen Mediziner keine substantiellen Veränderungen. Also werden entweder nur die Symptome behandelt (Säureblocker, Abführmittel etc.) oder der Leidende achselzuckend nach Hause geschickt – „Sie haben nichts".

Ganz anders die Chinesische Medizin. Zwei Stichworte dazu: „Qi" und „Netzwerk".

2.2. Das innere Netzwerk

In den über 30 Jahren meiner Praxistätigkeit habe ich eines nicht verlernt: Das Erstaunen über die Vielschichtigkeit des Menschen, über die Vernetzung von Körper, Geist und Seele. Immer noch und sogar immer mehr habe ich höchsten Respekt vor diesem durch und durch bis ins Feinste vernetzten Menschen. Er agiert, reagiert und wandelt um: Stimmungen schlagen auf den Magen, Ängste auf den Stuhlgang, Essen hebt oder drückt die Stimmung, und wenn man verliebt ist, braucht man eigentlich gar nichts mehr zu essen! Zudem wird jeder Millimeter unseres Körpers mit Energie in der nötigen Form und im richtigem Umfang versorgt. Vom Zehennagel bis zur Zungenspitze werden stets die richtigen Bausteine zu Verfügung gestellt. Durchaus vergleichbar mit unseren heutigen Internet: dort gibt es Rechenzentren, große und kleine Daten-Autobahnen und -Landstraßen, Knotenpunkte... und im Menschen die Zentren der Energieproduktion und das Verteilungsnetz der Leitbahnen (Meridiane). Und vor allem ist überall Qi.

2.3. Die Lebenskraft Qi

Am Einfachsten kann man diesen chinesischen Begriff mit Energie, Dynamik, Bewegung gleichsetzen. Und mit dem Leben an sich. Solange wir leben, haben wir Qi. Unser Organismus ist lebendig durch Prozesse, Veränderungen, die sich jede Millisekunde abspielen. Körperstrukturen wie die Zellen entstehen, erfüllen ihre Aufgabe und sterben ab, um zeitlebens wieder ersetzt zu werden. Erst der Tod bringt den Stillstand dieser schnelllebigen oder auch sehr langsamen Prozesse – und das Qi verlässt den Körper. Qi ist unsere Lebenskraft und sollte daher behutsam behandelt, gepflegt und genährt werden.

Qi bekommen wir aus TCM-Sicht aus 3 Quellen:

1. Angeborenes Qi: das könnte man auch als genetisches Potenzial bezeichnen. Dies ist nicht grundsätzlich veränderbar, aber man kann es ausbauen oder schonen.
2. + 3. Erworbenes Qi, bestehend aus:
   - der Atmung – zwingend jede Sekunde lebensnotwendig
   - den Energien aus der Nahrung/der Verdauung, die für den „Dauerbetrieb" und die „Reservepolster" garantieren

Um diese Energieproduktion aus der Nahrung geht es hier. Wie schafft es unser Organismus, alles Nützliche aus den Nahrungsmitteln heraus zu filtern, in körpereigenes Gewebe etc. umzuwandeln? Auch eine Weißwurst wird zu eigenem Muskel- und Fettgewebe. Nutzloses/Schädliches wird geradewegs wieder hinaus befördert.

Es ist eine unglaublich komplizierte Prozedur, aber in sich schlüssig und in den Grundzügen eigentlich leicht zu verstehen.
Aus Sicht der Chinesischen Medizin (TCM) sind sowohl die Energieproduktion als auc die Energieverteilung wichtig, hier können sich Schwächen und Blockaden zeigen und behandelt werden.

2.4. Energieverteilung und -Leitung

Die Verteilung geschieht über das Netzwerk der Leitbahnen/Meridiane. Die Produktion findet im Rumpf des Menschen statt. Dort gibt es bekanntermaßen die Organe – die Chinesen nennen sie Zang (Speicherorgane) und Fu (Hohlorgane). Die Speicher sind Leber, Niere, Milz, Herz und Lunge. Im Rahmen des Themas „Verdauung" interessieren uns die Hohlorgane – das sind Magen, Gallenblase, Dünndarm und Dickdarm, aber auch die Blase. Die Zang speichern die Energien, die Fu füllen und entleeren sich ständig: der Magen muss immer wieder gefüllt werden, darf aber nicht voll bleiben. Anders die Speicher: Sie müssen immer gut gefüllt sein mit dem, was die „hohlen Organe" Fu ihnen liefern. Gute Verdauung ist lebensnotwendig, sonst kommt es irgendwann zu einer Entleerung der Energiespeicher. Vielleicht irgendwann zu einer „Tiefenentleerung" wie beim Akku, so dass ein einfaches „Aufladen" nicht mehr ausreicht, sondern die Lebensweise und Ernährungskonzepte gründlich überdacht werden müssen! Unser Organismus muss in der Lage sein, aus der Nahrung die notwendige Kraft zum Leben, aber zumindest zum Überleben zu gewinnen. Gehen Sie achtsam mit ihm um!

Eine Besonderheit in der Chinesischen Medizin (TCM) ist die durch und durch ganzheitliche Betrachtungsweise. Es dreht sich nicht ausschließlich um körperliche Funktionen, um chemische oder physikalische Vorgänge. In China selbst unausgesprochen sind immer auch seelisch-geistige Aspekte inbegriffen. Wie es auch bei uns im Sprachgebrauch mitschwingt: Wir ärgern uns und schon läuft uns eine Laus über die Leber oder uns kommt die Galle hoch. Es geht etwas an die Nieren. Wir mögen (= Magen) etwas nicht.

Herzlich sein. Auch bei uns lokalisieren wir Gefühle, also Regungen der Seele in unserem Körper an ganz bestimmten Organen. Die alten Chinesen haben diese Assoziationen ausgebaut zu einem wirklich umfassenden, ganzheitlichen Denksystem. Wenn also Ihr TCM-Therapeut Ihnen sagt, dass Sie eine Nieren-Schwäche haben, so heißt das nicht, dass die Dialyse droht. Es ist Ihnen etwas an die Nieren, an die Substanz gegangen und die Reserven sind verbraucht. Nicht desto trotz kann es aber auch, aber nicht zwingend, irgendwann in Ihrem Leben zu einer organischen Beeinträchtigung kommen.

2.5. Wann ist die Schulmedizin besser? Und wann die Chinesische Medizin?

Die TCM behandelt bevorzugt im Vorfeld organischer Krankheiten, im Bereich funktioneller Störungen, wenn die westliche Medizin noch nichts finden kann. Funktionsstörungen sind Blockaden und Schwächen des Qi. Sie sind mit der TCM gut zu beheben, ehe es zu chirurgischen Eingriffen oder zu einer Dauermedikation kommen muss. Jeder zu heftige Eingriff in dieses sensible, komplizierte „System Mensch" kann weitere Störungen nach sich ziehen. Jede, auch die minimalinvasivste Operation hinterlässt Narben und Verwachsungen. Jede Einnahme von starken westlichen Medikamenten hat Nebenwirkungen. Vor allem eine Dauereinnahme erhöht im Laufe der Jahre und Jahrzehnte das Risiko heftiger unerwünschter Wirkungen. Dies sollten Sie bedenken, aber wenn die Substanz schon geschädigt ist, können naturheilkundliche oder TCM-Methoden nur noch sehr langfristig etwas bewirken.

Ein Beispiel: Druckgefühle im rechten Oberbauch und Verdauungsstörungen nach fettigem Essen weisen auf eine Belastung der Gallenblase hin. Oft ging dem jahrzehntelang Ärger und Wut im Bauch voran. Es kam eben nicht die Galle hoch, wie in unserem Sprachgebrauch, sondern die Galle hat sich gestaut, war blockiert. Hier kann man mit der TCM noch sehr gut etwas bewirken – aber wenn sich Gallensteine bilden und womöglich durch ihre Verkantung zu Entzündungen führen, ist es ratsamer sich an die Schulmedizin zu wenden! Jeder gewissenhafte TCM-Therapeut kennt diese Grenzen. Obwohl dieses alte Therapiesystem für fast alle Erkrankungen die passenden Konzepte anbietet, können gerade in Akutsituationen schulmedizinische Interventionen notwendig sein.

2.6. Mögliche Ursachen

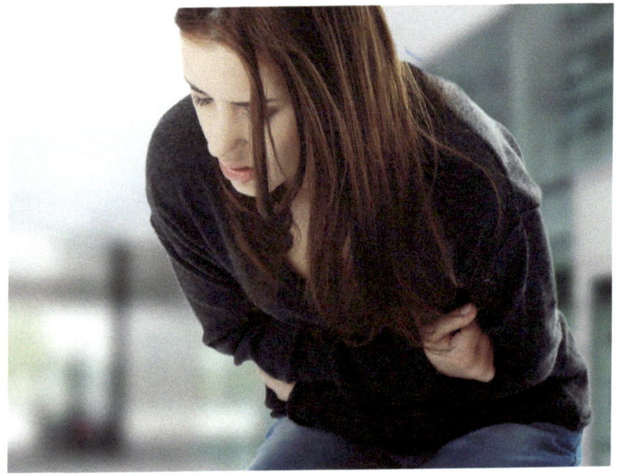

Woher kommen die Magenschmerzen?

Jeder banale Infekt macht es eigentlich schon deutlich: Eine wirkliche Ursache für eine Erkrankung zu finden, ist kaum möglich: sind es Viren? Oder die kalten Füße vom Vortag? Schlechte Abwehr? Stress? Verausgabung? Falsches Essen? Und neben der vergeblichen Suche nach einer wirklichen Ursache erweist sich eine daraus abgeleitete Behebung des Problems als nahezu unmöglich. Jede gesundheitliche Störung geht einher mit inneren und äußeren Faktoren: Sie und Ihr/e Partner/in essen beide etwas womöglich Verdorbenes. Sie bleiben fit und Ihr/e Partner/in liegt mit Erbrechen und Durchfall im Bett! Innere Faktoren sind aus Sicht der alten chinesischen Medizin Schwächezustände und Blockaden des Qi, also der Lebensenergie in ihren verschiedensten Formen.

- Zuviel Sitzen schädigt die Milz, also den Stoffwechsel, die Verdauung und die Flüssigkeitsverteilung (Ödeme z.B.)
- Zuviel Liegen beeinträchtigt die Lunge und ihr Qi – „Wer rastet, der rostet"
- Zuviel Gehen erschöpft die Leber – und somit die Muskeln und die persönliche Spannkraft
- Zuviel Bewegung verausgabt die Nieren-Energie – die Standfestigkeit und innere Stabilität
- Zuviel Sehen schädigt das Herz – schlagen Ihnen nicht auch die allabendlichen Meldungen im Fernsehen auf's Gemüt? Und das tägliche Sitzen vor dem Monitor...

Erschöpfungen sind die eine Seite. Hier zeigen sich die Schwachstellen im Gesamtsystem. Dazu kommen Blockaden der Energiezirkulation. Gesundheit und Leben bedeutet gleichmäßiger Fluss des Qi. Jede Blockade bedeutet Krankheit, oder zumindest Beschwerden. Wenn das Qi kontinuierlich fließt, merken Sie Ihren Körper nicht, und dies ist ja der Normalzustand...

- Im Verdauungstrakt kann nun Yin oder Yang, Qi oder Blut betroffen sein:
- Qi – das ist die Dynamik. Fehlend bei Kraftlosigkeit und/oder zu viel bei Unruhe; bei Blockaden zeigen sich ziehende, ausstrahlende Beschwerden, wie, z.B. bei Koliken, Krämpfen. Wichtig: meist wird alles besser durch Bewegung und/oder Massagen!
- Blut – entweder generell zu wenig, häufig bei Frauen z.B. durch Menstruationsstörungen oder andere Blutverluste. Häufig findet sich aber auch eine Verteilungsstörung. Das Blut gelangt dann nicht dorthin, wo es hingehört wie bei Durchblutungsstörungen. Probleme mit dem Blut zeigen sich in Magen und Darm als Blutungen, wie z.B. bei Hämorrhoiden oder den lebensbedrohlichen Magenblutungen. Letzteres ist meist Ausdruck einer heftigen Blockade der Blut-Zirkulation, die sich in

Druckschmerzhaftigkeit und heftigen, stechenden Schmerzen bemerkbar macht. Druck und Massagen verschlimmern!

- Yin ist das Feste und Kühle. Je weniger Yang=Wärme, desto mehr Yin=Kälte ist da. Hitze-Symptome wie Entzündungen sind häufig auch eine Schwäche des Yin – und zeigen sich in Substanzverlusten wie bei Abmagerung oder auch in Formen des „Burnout".
- Yang ist das Wärmende und Aktive. Kälte-Einwirkung wie z.B. kaltes Essen (auch Rohkost!) mindern das Yang. Und alles wird besser durch Wärmezufuhr – warme Suppen, Bauchwickel oder die Moxibustion.
- Neben Qi, Blut, Yin und Yang, die alle in einer dynamischen Wechselbeziehung stehen, sind „Feuchtigkeit" und „Schleim" noch wichtige Begriffe aus der TCM. Es handelt sich dann um Flüssigkeiten, die nicht gleichmäßig zirkulieren, sondern zum Stillstand kommen: wie ein munter plätschernder Bergbach, der als Fluss aufgestaut wird, und an dessen Grund sich mehr und mehr Schlamm ansammelt. Oder ein immer langsamer fließender Fluss, der zu einer trägen Brühe wird und schließlich in einem Sumpf versickert. Der Begriff „Feuchtigkeit" bezeichnet träge Flüssigkeiten, die schwer nach unten sacken – wie z.B. ein Schweregefühl bei (infektbedingtem?) Durchfall, Analprolaps oder bei Beinödemen. „Schleim" hingegen blockiert die Körperfunktionen, führt im Darm z.B. zu schleimigen Durchfällen und dabei anhaltendem Stuhldrang. Oder zu ausgeprägten Völlegefühlen im Magen.

3. Was Sie grundsätzlich tun können?

Ich werde Ihnen in den einzelnen Abschnitten dieses kleinen Büchleins genauer sagen, was Sie z.B. bei Magen – oder Darmbeschwerden selber tun können. Einige Tipps sind jedoch allgemein nicht nur für ein gesundes Verdauungssystem, sondern für Ihr Wohlbefinden wichtig:

3.1. Die vier W´s des Essens

1. **Warum** essen Sie überhaupt?

   Haben Sie Hunger, oder Appetit? Oder ist es die Langeweile? Der Frust? Horchen Sie einmal in sich hinein... Hunger ist ein elementares Gefühl und wird am besten gestillt durch schwere, gerade nicht leicht verdauliche Kost wie Fett und auch tierisches Eiweiß. Appetit heißt Gelüste auf etwas zu haben, um „sich selber etwas Gutes zu tun". Die Befriedigung des Appetits ist eine Sache der Seele: Achten Sie auf wohlschmeckende Gerichte, auch wenn es nicht zwingend „gesund" ist. Essen Sie aus Langeweile oder Frust? Dann ist es vielleicht besser aktiv zu werden, körperlich oder geistig etwas zu tun und nicht (Fernseher!) noch mehr zu konsumieren.

2. **Was** essen Sie?

   Bevorzugen Sie Nahrungsmittel, die in der jeweiligen Jahreszeit geerntet werden (Obst, Gemüse) und achten Sie – wenn finanziell machbar – auf ein gutes Bio-Siegel.

3. **Wie** essen Sie?

   Die Nahrungsaufnahme und -verwertung braucht Muße und Zeit. Und Aufmerksamkeit. Essen und gleichzeitig Fernsehen oder Lesen ist eine Doppelbelastung für die Verdauungskapazitäten! Gute, wohlschmeckende Gerichte haben etwas mehr Zuwendung verdient. Also „zelebrieren" Sie jede Mahlzeit, geben Sie ihr einen Zeitrahmen und genießen Sie´s – was auch immer es ist! Und würdigen Sie auch den sozialen Aspekt: Das gemeinsame Essen, das Plaudern und der Austausch mit anderen Menschen fördert aus TCM-Sicht das Herz-Feuer und sorgt somit für eine bessere Verdauung.

4. **Wann** essen Sie?

   Der Zeitaspekt ist aus zweierlei Sicht wichtig. Zum einen verändert sich unser Stoffwechsel und somit der Energiebedarf im Laufe eines Jahres und Jahrzehnten. Im Winter ist der Bedarf höher, ebenso in der Jugend. Und dann gibt es aus Sicht der chinesischen Medizin die „Organuhr", unser alltäglicher Biorhythmus. Alle 2 Stunden wird im Tag-Nachtverlauf ein Organ und somit auch ihr zugehöriger Meridian/Leitbahn versorgt und jeweils 12 Stunden später hat er sein energetisches Minimum:

Die Organuhr

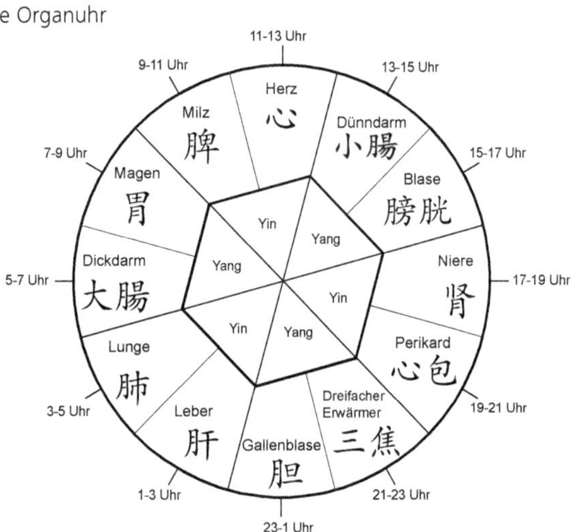

Auf die Verdauung bezogen bedeutet das z. B.:

5-7 Uhr	Dickdarm: Reinigung, Toilettenbesuch
7-9 Uhr	Magen: reichliches, sättigendes Frühstück
9-11 Uhr	Milz: Verdauungsfähigkeit und Nahrungsaufnahme optimal, auch für das Lernen
13-15 Uhr	Dünndarm: Sacken lassen, Siesta
17-19 Uhr	Niere: Magen hat seinen energetischen Tiefstand erreicht, also jetzt nur noch leicht verdauuliche Mahlzeiten – wenn überhaupt

3.2. Die Bedeutung des Yang und der Yang-Mangel

Der Mensch und all seine Körperfunktionen bestehen aus einem Yin und einem Yang Anteil. Während das Yang für Aktivität, Verarbeiten und Transformieren steht, so ist das Yin wichtig für das Speichern und die Ruhephasen. Beim gesunden Menschen sind Yin und Yang im Gleichgewicht, Schwankungen im Verlauf des Tages und der Jahreszeit sind normal. So ist der Tag dem Yang und der Aktivität zugeordnet, die Nacht und die damit verbundene Ruhe und Regeneration ist Yin. Wie eben der Sommer auch Yang und der Winter Yin ist. Wird ein Aspekt überbeansprucht oder übermäßig gelebt, so gerät das System durcheinander – die Harmonie wird gestört: Es kommt zu Yang- oder Yin-Schwäche-Zuständen.

Yin und Yang sind gleich wichtig und sollten ausgeglichen und harmonisch sein. Bei Übergewichtigen ist jedoch oft das Yin dominant und es besteht ein gewisser Yang-Mangel, der sich dann auch in der Verdauung und beim Stoffwechsel bemerkbar macht. Ein Yang-Mangel bedeutet verminderte Aktivität, nicht nur was die Aktivität insgesamt, sondern auch was die körperlichen Abläufe betrifft.

In der Regel sind Frauen öfters von einem Yang-Mangel betroffen als Männer. Da Männer von Haus aus mehr Yang haben, kommt es bei Männern seltener zu einem Yang-Mangel. Frauen sind von Natur aus Yin und haben verhältnismäßiger weniger Yang als die Männer und so kommt es eben bei Frauen leichter zu einem Yang-Mangel.

- Sehr oft klagen die Patienten über Kälte-Gefühle
- Vermehrtes Ruhebedürfnis, oft gepaart mit Lustlosigkeit
- Da der Kopf sehr „Yang"-lastig ist, wird sich dieser bei einem Yang-Mangel besonders im Kopf manifestieren. Häufig findet man bei Menschen mit Yang-Mangel ein blasses Gesicht.
- Durch diesen Yang-Mangel im Kopf fühlen sich die PatientInnen auch ideen- und perspektivlos, es fehlt ihnen an Zukunfts-

plänen, oft stecken sie auch in einer Lebenskrise fest.

- Meist fühlen sich Menschen mit Yang-Mangel am Tag – eben der Yang-Zeit – schlechter. Auch alle gesundheitlichen Probleme sind tagsüber schlimmer
- Oft treten die Schwäche-Zustände des Yang, also Kältezeichen, nach körperlichen Überanstrengungen auf.

Behebung des Yang-Mangels
Durch Ruhe und Wärmezufuhr in Form von warmen Tees, Suppen usw. lässt sich ein leichter allgemeiner Yang-Mangel häufig zügig wieder ausgleichen. Ansonsten muss über die Stärkung des Yang der einzelnen Organe das gesamte Yang des Körpers verbessert werden. Am besten eignen sich dazu Milz, Herz und Niere.

- Über die Milz: Gutes und warmes Essen, welches geschmacksintensiv zubereitet ist, nährt das Yang: Die Geschmäcker sind dem Yang zugeordnet und unterstützen das Herz.
- Über das Herz: Bringt man mehr Freude in sein Leben, so wird das Yang angefacht, ebenso wenn man sich frisch verliebt.
- Über die Niere: Die Stärkung des Nieren-Yang erfolgt zum Beispiel über die Sexualität und ein gesundes Liebesleben. Ebenso aber auch über einer Lebenseinstellung, die von Visionen und Zukunftsplänen geprägt ist. Durch Ziele und Zukunftspläne kommt Energie und Leben in den Menschen und das Yang kann sich kräftig entfalten.

3.3. Lebensweise

Ich wage zu behaupten, dass tatsächliche Mangel-Zustände bei ausgewogener Ernährung und ohne Verlust-Situationen wie Durchfälle oder Blutungen bei uns sehr, sehr selten sind. Bei Störungen handelt es sich kaum um quantitative Probleme, die man z.B. mit Nahrungsergänzungsmitteln beheben muss. Meist sind es Funktionsstörungen in Form von Blockaden und Stagnationen, d.h. dass das Qi nicht „rund" läuft und z.B. die Muskelbewegungen von Darm und Magen stocken. Es gilt vor allem Stauungen zu vermeiden. Dies erreicht man mit Bewegung. Unser Organismus braucht körperliche Belastung gleich welcher Art. Er braucht die Benutzung unserer Muskeln, sind sie doch die am besten durchbluteten (neben dem Gehirn) Gewebe unseres Körpers. Wenn wir unsere Muskeln benutzen, dynamisieren wir den gesamten Organismus, vom Hirn bis zur Verdauung. Und vom Mund bis zum After sorgen Muskeln dafür, dass die Verdauung funktioniert. Z.B. beim Laufen (auch beim Spazierengehen!) wird u.a. ein großer Muskel gebraucht, der quer durch den Bauchraum von der Hüfte bis zur Wirbelsäule geht – der M. iliopsoas. Er „massiert" dabei quasi den Darm!

3.4. 10 Wege zu guter Gesundheit

Auf einer Teetasse gefunden:

- Weniger Alkohol – mehr Tee
- Weniger Fleisch – mehr Gemüse
- Weniger Salz – mehr Essig
- Weniger Zucker – mehr Obst
- Weniger Essen – mehr Kauen
- Weniger Worte – mehr Taten
- Weniger Habgier – mehr Großzügigkeit
- Weniger Sorgen – mehr Schlaf
- Weniger Fahren – mehr Laufen
- Weniger Ärger – mehr Lachen

3.5. Veränderungen kurzfristig bis dauerhaft

Es ist für mich in der Praxis einfacher, über Monate hinweg meine Patienten wöchentlich z.B. zur Akupunktur zu bestellen, als eine tatsächliche Umstellung von Ernährungs- und Lebensweise zu bewirken. Allzu eingefahren sind die Gewohnheiten. Manchmal hilft eine drastische Kehrtwende. Und diese ist auch gelegentlich sehr nötig! Meist sind jedoch schon einige wenige „Hausaufgaben" eine richtige Herausforderung. Also: seien Sie gnädig mit sich selber, gehen Sie´s behutsam an. Jede Radikalität birgt die große

Gefahr der schnellen Kapitulation, wie die Jojo-Effekte bei den unendlich vielen Diätkonzepten zeigen! Ein paar Tipps und ihre Effekte:

Kurzsfristige Änderungen (Wochen)	**Mittelfristige Änderungen** (Wochen bis Monate)	**Dauerhafte Änderungen** (Jahre bis Jahrzehnte)
Warmes, tägliches Frühstück Mittagessen – wenn nicht zu Hause, warum nicht eine (Thermoskanne mit) Suppe vorbereiten, alternativ ein Restaurant Regelmäßiges Essen	Entlastung der Verdauung für einen begrenzen, festgelegten Zeitraum, also z.B. 4 Wochen kein Fleisch oder keine Milchprodukte Regelmäßige Entlastungstage, z.B. Freitag kein Fleisch Schwierig: das Abendessen auf die Zeit vor 18 Uhr verlegen	Ausgewogenes Essen – nicht zu viel Nachdenken über Nährwerte (Kalorien, Fette, Eiweiße, Vitamine, Mineralien....) Jede einseitige Ernährung birgt Risiken von Defiziten. Rechnen Sie in den Dimensionen von Jahrzehnten Achten Sie auf sich!

Essen soll: Satt machen - schmecken - gut bekömmlich sein

3.6. Bewegung - wie auch immer

Körperliche Bewegung ist sehr wichtig. Und abwechslungsreich sollte sie sein! Tagaus, tagein sitzen wir, der Bauch wird „eingeklemmt" zwischen Oberkörper und Hüfte. Das ist eine große Herausforderung für alle „Innereien" vom Magen über den Dickdarm bis hin zur erschlaffenden Bauchmuskulatur. So ist es kaum verwunderlich, wenn nach dem Bürotag Blähungen, Völlegefühle und Verstopfung/Durchfall die Unruhe des Bauchsystems signalisieren. Tägliche aktive Bewegung, insgesamt 2-3x pro Woche, intensiver für 30-60 Minuten und immer wieder zwischendurch, hilft nicht nur dem Kreislauf und dem Stoffwechsel, sondern auch unserer „Mitte", der Verdauung. Die notwendige Dynamik des Verdauungssystems kann von innen über die Ernährung und durch die Muskeln und von außen über die Oberfläche gefördert werden. Gezielt können Sie, oder noch genauer der TCM-Therapeut, das „Innenleben" über die Leitbahnen/Meridiane erreichen, die den ganzen Körper durchziehen. Sie verbinden ihn aber auch mit der „lieben Seele" und dem Geist. Der Schlüssel hierzu sind die Akupunkturpunkte.

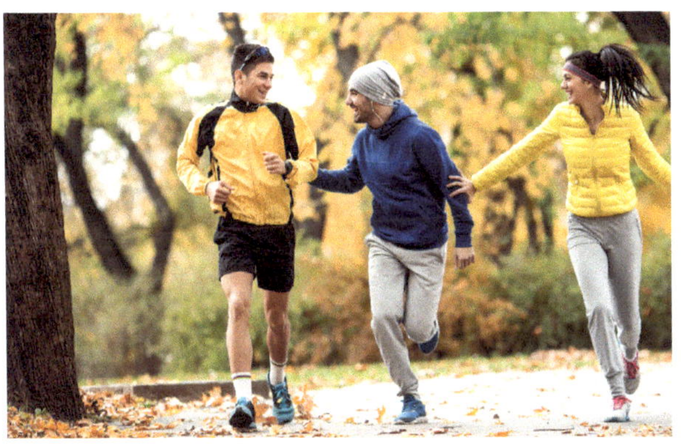

Bewegung in der Gruppe macht besonders Spaß.

Massagen

Die „passive Bewegung" durch Massagen kann auch eine wichtige Unterstützung der (Verdauungs-) Gesundheit sein. Im Vordergrund stehen einfache Bauchmassagen, die Sie selber und/oder Ihr Partner leicht erlernen können. Gehen Sie intuitiv vor und es soll sich angenehm anfühlen! Ertasten Sie erst einmal die 3 Etagen des Bauches:

- Den Oberbauch unter dem Rippenbogen – und punktgenau den Akupunkturpunkt Ren Mai 12, mittig zwischen Nabel und Brustbein
- Die Nabelregion – punktgenau den Akupunkturpunkt Ren Mai 8
- Den Unterbauch – punktgenau den Akupunkturpunkt Ren Mai 6, zwei Fingerbreit mittig unter dem Nabel
- Mit der flachen, möglichst nicht eiskalten Hand. Wie fühlt es sich an? Wo ist die Spannung am Stärksten (sanfter Druck, oberflächlich Reiben) und am Schwächsten (in die Tiefe gehen, ausstreichen).

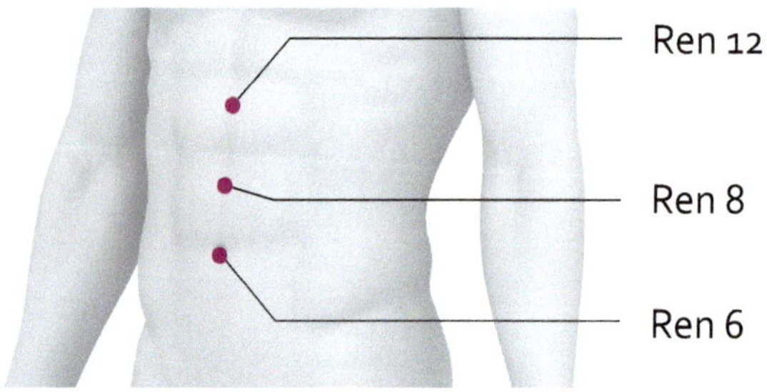

Massagen dieser Punkte vertreiben Magenschmerzen.

Versuchen Sie einmal die Bauchmassage, wenn Sie das Gefühl haben, dass „alles stockt": Im Uhrzeigersinn kreisend um den Nabel herum mit der flachen Hand massieren. Dabei nur leicht drücken-wenn aus Sicht der TCM zu viel Feuchtigkeit im Bauch ist, kann sich das als unangenehmes Gefühl bemerkbar machen. Das ist ein Zeichen für einen Fülle-Zustand, der eher dann z.B. nach Kräutern/ Nahrungsmitteln oder Akupunktur verlangt.

Auch die Massage des Rückens ist übrigens eine wichtige Methode. Werden doch über die dortigen Reflexzonen und Akupunkturpunkte die inneren Organe nachhaltig beeinflusst. Sie können z.B. bei Verstopfung den gesamten Rücken kräftig von oben nach unten ausstreichen oder umgekehrt bei Durchfall vom Steißbein bis zum Nacken massieren, stets neben der Wirbelsäule.

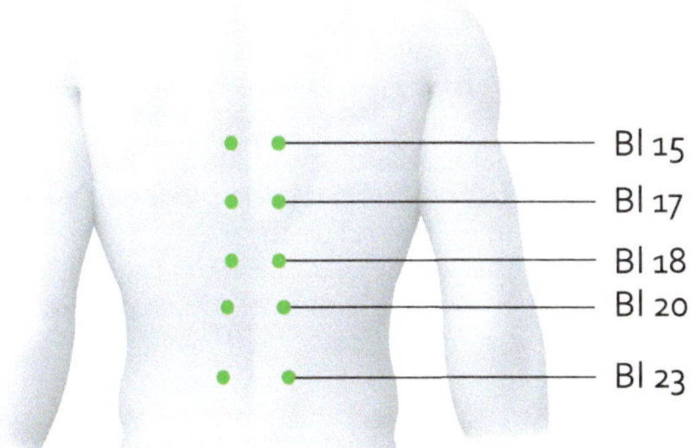

Massagen dieser Punkte helfen ebenfalls.

Ohr-Massage

Die Ohrmuschel ist ein sehr dankbarer Ort, um gerade auf die inneren Organe positiv zu wirken, aber auch auf den gesamten Organismus, der sich im Ohr widerspiegelt. Besonders der innere Teil, die „Concha" wird von demselben Hirnnerv (N. Vagus) versorgt, der auch für das meist „stillschweigende" Funktionieren der Därme, Leber, Gallenblase, des Magen und der Bauchspeicheldrüse entscheidend ist.

Und so können Sie über eine einfache Ohrmassage auf Ihre „Mitte" wirken: Folgen Sie mit den Zeigefinger drückend diesen Punkten in ruhigen, festen und gleichmäßigen Bewegungen. Ihr TCM-Therapeut kann Ihnen noch weitere Punkte zeigen oder mit Akupunkturnadeln gezielt behandeln. Auch ist es möglich, einen Dauerreiz mit kleinen Kugeln aus Metall (Gold, Silber, Magnete z.B.) oder mit kleinen Pflanzensamen (z.B. Hirsekörner) zu setzen.

Fußreflexzonen-Massage

Auch über die Fußsohle lässt sich der gesamte Organismus beeinflussen. Wie auf einer Landkarte finden Sie von den Zehen bis zur Ferse die Körperregionen dort widergespiegelt. Häufig machen sich besonders gestörte Teile z.B. des Verdauungssystems in der Mitte der Fußsohle als besonders empfindlich bemerkbar. Dort liegt z.B. die Zone des Sonnengeflechts (Solar Plexus) für Beschwerden im Oberbauchbereich. Aus Sicht der TCM verlaufen viele Leitbahnen zum Fuß, nämlich die Meridiane von Leber und Gallenblase, Magen, Milz-Pankreas, Niere und Blase. Druckpunkte am Fuß wirken aus der Ferne auf die Organe. Tasten Sie einmal mit Daumen und Zeigefinger auch den Spann von den Zehen bis zum Knöchel ab und schauen Sie auch einer Akupunktur-„Landkarte" nach. So können Sie einiges über sich erfahren!

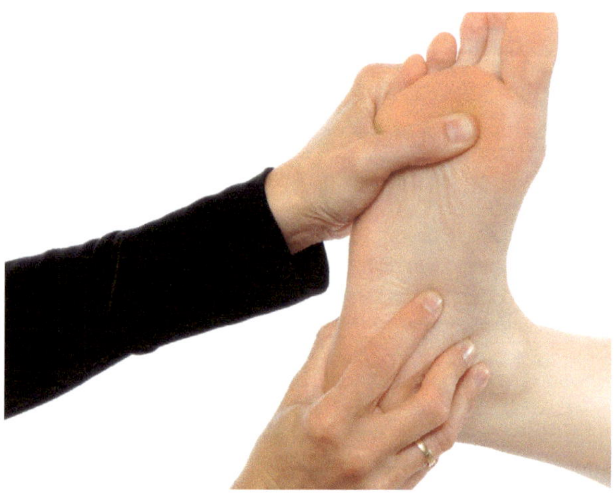

Ein Druck auf die Fußsohle wirkt sich auf die Organe aus.

Zum Massieren der Fußsohle drücken Sie am besten mit dem Daumen, langsam steigernd, von der Oberfläche bis in die Tiefe. Wenn Sie besonders empfindliche Stellen finden, bleiben Sie dort mit langsam auf- und abschwellenden Druckbewegungen.

Akupressur

Sie werden einige Akupunkturpunkte kennenlernen, die gezielt auf die Verdauungsorgane wirken. Diese Punkte können gekräftigt oder beruhigt werden.

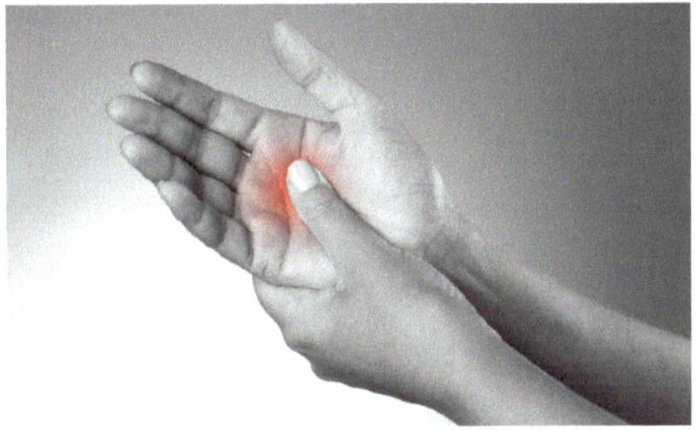

Akupressur hilft schnell und überall.

3.7. Moxibustion

Wärme tut dem geplagten Bauch meistens gut – es sei denn, es fühlt sich ausgesprochen unangenehm an und/oder es liegt eine akute Entzündung wie z.B. der Gallenblase oder des Blinddarms/ Appendix vor. Häufig kommen dann heiße Kirschkernkissen oder Wärmflaschen auf den Bauch und sorgen für eher großflächige Wärmezufuhr. Sie verbessern die Durchblutung und lösen Verkrampfungen. Aus Sicht der TCM handelt es sich dabei um eine Zufuhr von Yang-Energie, die bei Kälte (-gefühlen) und Schwäche dem Körper oder einzelnen Organen fehlt. Gezielter ist die Anwendung der Moxibustion. Hierbei wird die Wolle aus fermentiertem Beifußkraut gezielt und meist über Akupunkturpunkten verglüht. Eine wohltuende Wärme geht dann über diese Punkte in die Tiefe und bleibt nicht nur auf die Haut beschränkt. Sie können dafür eine „Moxazigarre" verwenden und diese dann glühend langsam im Uhrzeigersinn einige Zentimeter über den Punkt kreisen lassen. Es soll aber immer angenehm bleiben und nicht zu heiß sein!

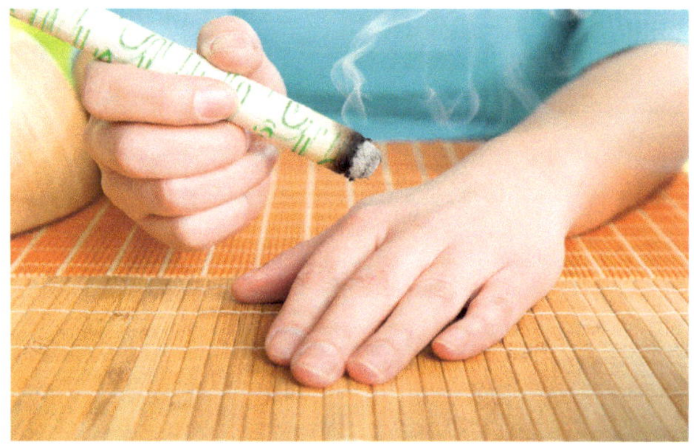

Die Moxazigarre im Einsatz.

Eine andere Methode, die auch für Sie zur Selbstbehandlung in Frage kommt, ist der „Moxakasten" aus Holz oder Ton.

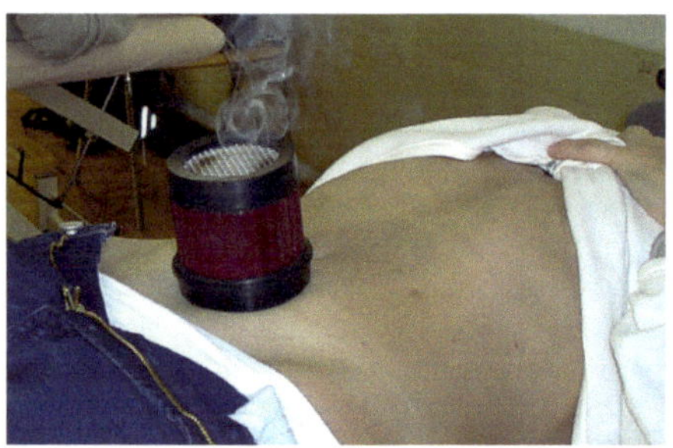

Eine weitere Moxa-Methode: der Moxakasten.

In diesem nach unten offenen Gefäß verglüht ein ca. 1,5 cm langes Stück der „Zigarre" langsam, durch ein metallisches Gitternetz in respektvollem Abstand von der Haut.

Wirksam ist auch Nabelmoxa, besonders bei Durchfallneigung mit Kältegefühlen im Bauch: Ein mit den Fingern gepresster etwa 1 cm großer Kegel aus Moxawolle wird mit 3 cm Salzisolation oder auch mit einer Ingwerscheibe geschützt auf dem Bauchnabel gelegt und brennt langsam herunter. Oder den Bauchnabel täglich 3-5 Minuten mit der Moxazigarre moxen.

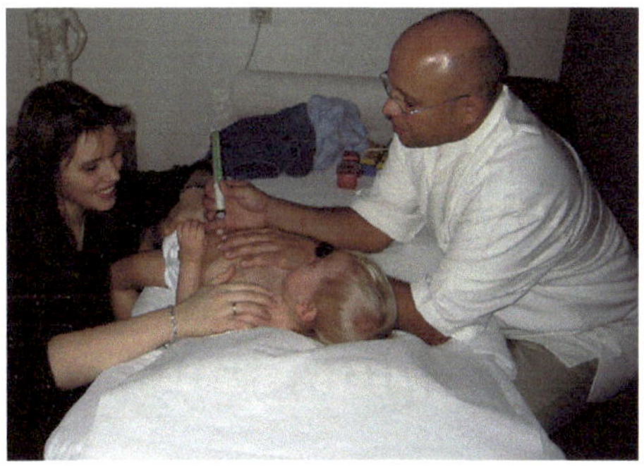

Nabelmoxa tut nicht weh.

Nachteil dieser sehr angenehmen Methode ist der eindrucksvolle Geruch der verbrennenden Kräuter, der lange in der Kleidung/Gardinen/Teppichen hängen kann. Es bleibt nur die Terrasse/Balkon oder das weit offene Fenster. Im Handel gibt es zwar auch „rauchloses" Moxa, aber meine Erfahrungen damit sind nicht so gut, weil die sehr wirksamen ätherischen Öle des Krautes – sie haben neben der physikalischen Wirkung den größten wärmenden Effekt – bei dieser Herstellungsmethode verloren gehen. Ihr TCM-Therapeut kennt noch andere Moxa-Methoden, die aber nicht für die Selbstbehandlung geeignet sind, wie z.B. das Reiskornmoxa.

3.8. Atem und Bewegung

Über die Atmung, also über die Funktion der Lunge, wird die Lebensenergie Qi vom ersten Atemzug an aufgenommen. Der gesamte Organismus wird mit Körper, Geist und Seele davon ausgehend mit Kraft versorgt. Nur durch sie ist Leben und sind alle Körperfunktionen möglich. Ohne Atmung kein Qi und kein Leben. Durch die inneren Organe wird diese Energie umgewandelt und steht dann dem ganzen Menschen zur Verfügung. Geleitet wird sie in jeden Millimeter von oben bis unten, innen bis außen, über das Leitbahn-/Meridiansystem. Kommt es in irgendwelchen Teilen des Organismus zu Störungen, so handelt es sich um einen Fehler in der Qi-Versorgung: sei es durch einen absoluten Mangel wie bei Lungenstörungen und Erschöpfungen, oder durch eine Blockade in der Verteilung.

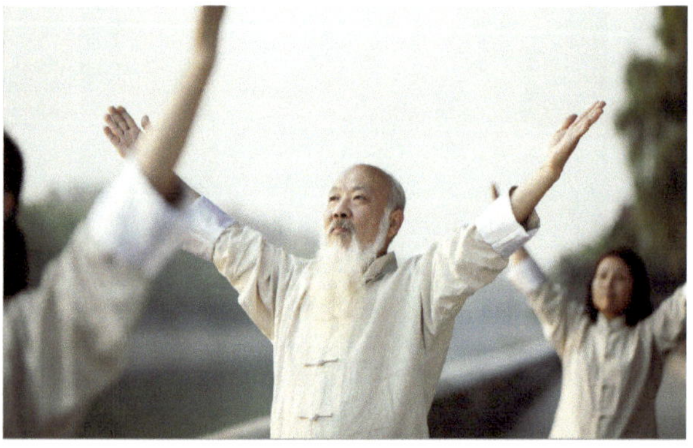

Qigong wird in China auf öffentlichen Plätzen durchgeführt.

Qigong bedeutet „Arbeiten mit dem Qi". Mit diesen Techniken zur Gesundheitspflege kann die Aufnahme, Umwandlung und Verteilung der Lebensenergie Qi gefördert werden. Es sind teilweise einfache, leicht zu erlernende Atem- und Bewegungsübungen:

Ein- und Ausatmung des Qi, Verteilung durch den Körper über gezielte Bewegungen, um den Energiefluss in Gang zu halten und zu steuern.

Achten Sie einmal darauf, wie Ihre Einatmung ihren Weg findet: Sie gelangt durch den Mund in den Brustkorb, von da aus bleibt sie aber nicht im Thorax, sondern geht weiter in den Bauchraum. Dessen Heben und Senken zeigt, dass Qi dort angekommen ist. Über diese Bauchatmung schöpfen wir Kraft. Sie ist eine Energie sparende Methode – anders als die anstrengende Brustatmung. In Ruhe und Entspannung, auch im Schlaf atmen wir über den Bauch. Der Verdauungstrakt wird hierdurch massiert und z.B. die Darmtätigkeit angeregt. Der Blutdruck sinkt. Während Stress und innere Anspannung sowohl die Brustatmung „anspringen" als auch den Blutdruck hochschnellen lässt. Bei der Ausatmung kann Kraft gut entfaltet werden. Dies können Sie im Kraftsport sehen oder auch bei den Opernsängern, die schier unendliche Arien aus einer gekonnten, kräftigen und kontinuierlichen Bauchatmung hervorbringen.

Hier eine kleine Übung zur Stärkung der Energie in der Gegend des „Energiemeeres" Qi Hai in der Region unter dem Bauchnabel, dem unteren Zinnoberfeld (Dantian):

- Die Übung sollte gleich im Liegen erfolgen. Sie können sich dabei ganz auf die Anwendung konzentrieren.
- Die Hände werden übereinander auf den Unterleib gelegt, Frauen haben dabei die rechte Hand unten, Männer die linke.
- Dann wird mit den Händen zuerst im Uhrzeigersinn, anschließend in entgegengesetzter Richtung auf dem Dantian gekreist, also der Region unterhalb des Bauchnabels. Der Druck soll sanft sein, aber Kontakt zum Körper haben.
- Das Kreisen kann auf der Kleidung ausgeführt werden und sollte in jede Richtung mindestens 36 Mal erfolgen.

- Abschließend bleiben die Hände für eine Zeit lang ruhig auf dem Dantian.
- Während der gesamten Übung soll gut in den Bauch geatmet werden, so dass sich der Bauch hebt und senkt.
- Anstatt eine bestimmte Anzahl von Runden zu zählen, können auch jeweils fünf Minuten pro Richtung vorgegeben werden sowie fünf Minuten, um auf dem Dantian zu verweilen.
- Zum Abschluss wird dreimal leicht Druck auf das Dantian gegeben, um es zu verschließen.

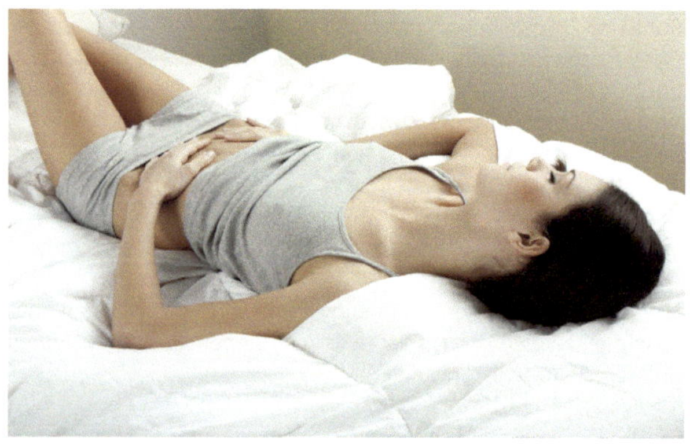

Bei Erschöpfung - Massage des Dantian.

Angebracht ist diese einfache Übung bei Erschöpfungszuständen, Durchfällen oder Verstopfung, aber auch bei Menstruationsbeschwerden. Kleine Kinder können beim nächtlichen Einnässen so in ihrer Blasenfunktion unterstützt werden.

Der TCM- oder Qigong-Therapeut kann Ihnen gezielte Übungen zeigen. Vor allem aber ist Qigong eine Selbstbehandlungs-Methode, die zur Erhaltung und Förderung der Gesundheit täglich zumindest einmal geübt werden sollte.

3.9. Heilkräuter

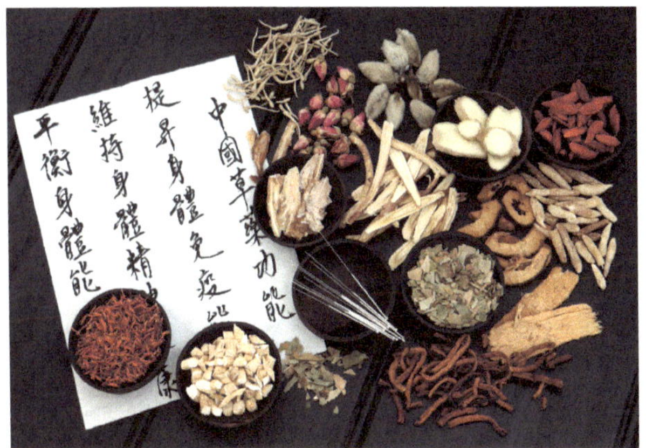

Chinesische Heilkräuter helfen bei Verdauungsproblemen.

Chinesische, aber auch bei uns wachsende Heilkräuter haben häufig im negativen wie positiven Sinne eine ausgeprägte Wirkung auf die Verdauung. Sie wissen vielleicht, dass Fenchel, Ingwer und Kamille (Magen) oder Kümmel gut für den Darm sind. Aber seien Sie vorsichtig beim Dauergebrauch. Nehmen Sie sie nicht länger als 6 Wochen ein und machen dann zumindest eine Pause von 1-2 Wochen.

Bei chinesischen Kräutern sollten Sie den professionellen Rat suchen. Häufig werden hier, gerade wenn es um kräftigende Mischungen geht, recht schwer verdauliche Substanzen verwendet, die in einer Rezeptur verträglich ausgeglichen werden müssen. Beziehen Sie die Kräuter von Spezial-Apotheken (siehe Adressenliste), vor allem nicht irgendwo aus dem Internet. Allzu oft sieht es da mit der Qualität nicht so gut aus.

Paracelsus: „Ein jedes Ding ist Gift – allein die Dosis macht's." Auch Heilpflanzen können richtig giftig sein, nicht nur der Fingerhut oder das Maiglöckchen: z.B. kann der längere Gebrauch auch von pflanzlichen Abführmitteln den Darm nachhaltig schädigen!

4. Untersuchungen – Störungen erkennen

In der chinesischen Medizin (TCM) werden alle gesundheitlichen Störungen gleichermaßen als Ungleichgewichte von Körper, Geist und Seele betrachtet und auch so behandelt. Es gibt z.B. keine „nur" körperlich – oder „nur" seelisch wirkende Akupunkturpunkte. Und alle Vorgänge im Körper hängen miteinander zusammen. Der Magen arbeitet mit dem Darm zusammen, der Mund mit dem Magen, und die „liebe Seele" mit allem – denn nur über den Körper können wir die Seele verspüren und behandeln!
In der Diagnose richtet man sich in der TCM weitestgehend nach den

- äußeren Zeichen
- ganz subjektiven Befindlichkeiten.

4.1. Äußere Zeichen für innere Störungen

Naheliegend bei Verdauungsstörungen ist die Bauchdiagnostik. Schauen Sie sich den Bauch erst einmal an – gibt es Erhebungen/Senkungen? Gerade um den Nabel herum? Das könnte schon ein Hinweis auf Stauungen sein. Dann beginnen Sie mit der Abtastung. Mit erst sehr leichtem, dann festerem Druck wird die Empfindlichkeit des Bauches gefühlt.

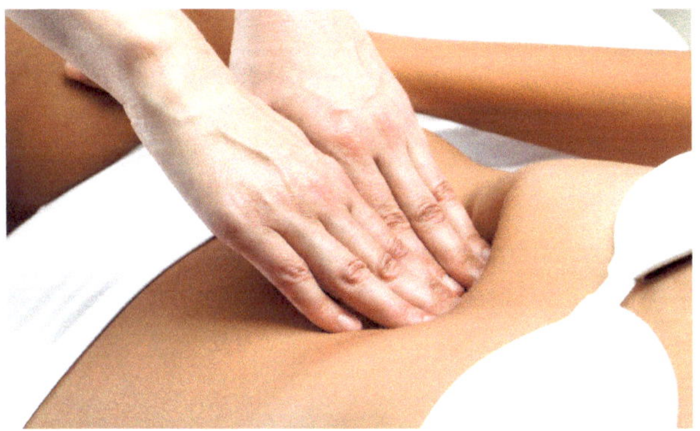

Eine Bauchdiagnose zeigt, wo sich Blockaden befinden.

Beginnen Sie in den weniger empfindlichen Teilen des Bauches: Spannung und Druckempfindlichkeit weisen auf Stauungen hin, veränderte Temperatur der Haut auf Yang- oder Yin-Schwäche-Zustände.

Vorsicht:

Heftiger Schmerz und Abwehrspannung sind ernste Alarmzeichen einer Bauchfellreizung, die einer schulmedizinischen Diagnostik bedürfen!

Gerade in der japanischen traditionellen Heilkunde wird der Bauchdiagnostik ein hoher Stellenwert zugemessen. In der Akupunktur gibt es „Alarmpunkte" für die inneren Organe, die auch in der Bauchregion zu finden sind und bei besonderer Druckempfindlichkeit auf eine Störung hinweisen:

Wichtige Akupunkturpunkte, die auf Störungen hinweisen können:

- Ren Mai 12 für den Magen
- Magen 25 für den Dickdarm
- Ren Mai 4 für den Dünndarm, auch Ren Mai 9 ist möglich
- Leber 13 für die Milz/Pankreas
- Gallenblase 24 für die Gallenblase

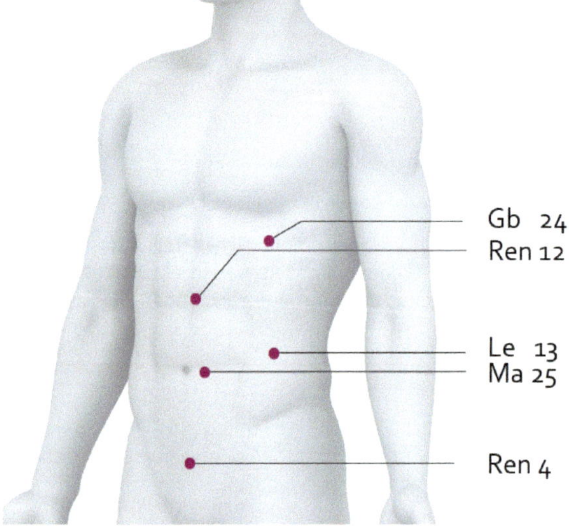

Prüfen Sie, ob diese Punkte auf leichten Druck schmerzhaft sind.

Im rechten Unterbauch finden Sie bei einer akuten Appendizitis auch einen Punkt, der dann als ernstes Warnsignal einen „Loslassschmerz" aufweist!

4.2. Eine kleine Zungendiagnose

Blicke ins Innenleben – die können auch Sie über die Betrachtung Ihrer Zunge erhalten und so einige Hinweise für Essens- und Lebensweise bekommen.

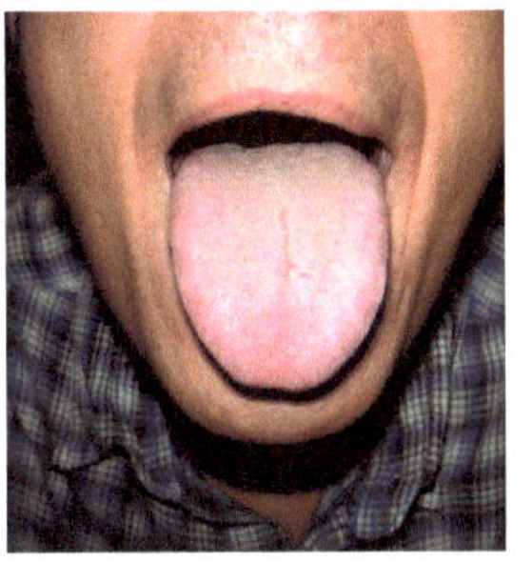

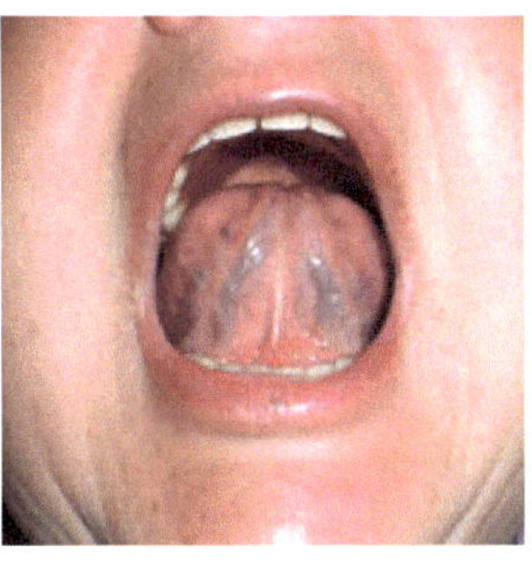

Sehen Sie sich von Zeit zu Zeit Ihre eigene Zunge genau an.

Für Sie leicht zu erkennen sind der Zungenbelag, Veränderungen des Zungenkörpers und die Unterzungenvenen.

Wenn Sie noch mehr ins Detail gehen möchten: Die Zunge ist von der Spitze bis zur Wurzel und vom Zentrum bis zum Rand ein Spiegel einzelner Körperregionen. Wenn Sie also lokale Veränderungen beobachten, dann ist das Hinweis auf mögliche Störungen in diesem Teil des Körpers:

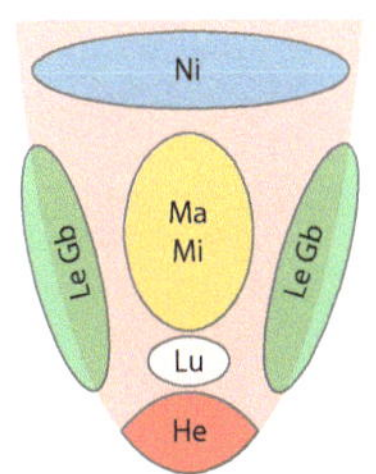

Ni	Organ Niere
Le Gb	Organ Leber, Gallenblase
Ma Mi	Organ Magen und Milz
Lu	Organ Lunge
He	Organ Herz

Wichtig: Das häufig empfohlene Abschaben des Zungenbelags erschwert eine „Innensicht" und ist aus TCM-Sicht überflüssig. Er ist „nur" ein Symptom für Disharmonien, und nicht die Ursache für gesundheitliche Störungen.

Kleine Checkliste für eine eigene Zungendiagnose:

Zungenbelag	Bedeutung	Was können Sie tun?	Warum?
Dick	Feuchtigkeit, Magen	Verzicht auf Rohkost und Kuhmilch-Produkte	Magen/Verdauung stark belastet – Erleichterung durch Vermeidung von schwer Verdaulichem
Weiß	Kälte	Warmes und gut gewürztes Essen, Wärmezufuhr	Das Yang fehlt und dadurch ist die Verdauung zu schwach
Gelb	Hitze und Feuchtigkeit	Bitteres Essen; Scharfes, Zucker und Fette dagegen reduzieren	Überlastung durch Ansammlung von Feuchtigkeit – Bitteres kühlt und trocknet aus
Zungenkörper	**Bedeutung**	**Was können Sie tun?**	**Warum?**
Hell	Wenig Blut oder Yang	Rotes Fleisch, Eisensäfte, rotes/grünes Gemüse, Stressreduktion	Blutschwäche durch Verluste, Mangelernährung oder eine Störung der Blutverteilung
Dunkel	Gestautes Blut	Bewegung, warmes Essen	Blutstagnation durch Kälte und/oder blockiertes Qi
Rot	Hitze, Yin-Schwäche	Bitteres, Saures, vegetarisch	Längerfristige Verausgabung, emotional
Zahnmarken	Feuchtigkeit	Leicht verdauliches Essen, keine Vollkorn- und Kuhmilchprodukte	Verdauung zu schwach für die angebotene Kost – Schonung, und Stärkung
Gestaute Unterzungenvenen	Blutstagnation	Bewegung	Blutzirkulation muss gestärkt und der Organismus entspannt werden

4.3. Pulsdiagnose

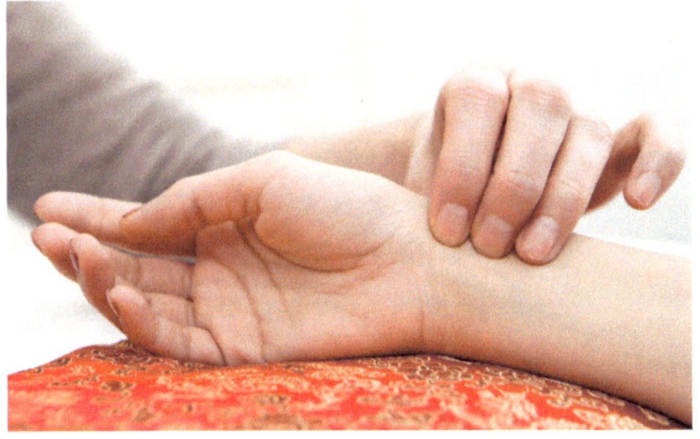

Der Therapeut tastet den Puls des Patienten.

Durch das Ertasten des Handgelenkpulses erhält der erfahrene TCM-Therapeut sehr wichtige, für mich häufig entscheidende Informationen. Hier kann das „innere Klima" beurteilt werden. Das heißt die Bewegungen, Blockaden, Stärken und Schwächen der Lebensenergie Qi in den einzelnen Körperregionen, Organen und auch seelisch-geistigen Funktionen. Viel Übung und Erfahrung gehören dazu und es ist leider nichts für den Hausgebrauch...

4.3.1. Befinden und Modalitäten – diesmal 5 W´s! Wer-Wo-Wie-Warum-Wann...

Wir sind es inzwischen gewohnt, die Begriffe und Vorstellungen der modernen westlichen Medizin zu verwenden. Wir „haben" Gastritis, Reizdarm, Colitis oder auch äußerst unangenehme Blähungen. In der chinesischen Medizin will der Therapeut es aber ganz genau wissen. Wie fühlen Sie sich? Drückt, sticht oder krampft es? Wo genau fühlen Sie die Beschwerden? Das gibt dem Therapeuten Hinweise nicht nur auf das Organ, sondern vielleicht auch auf die vielen Leitbahnen, die den Körper mit Qi versorgen.

Wichtige Hinweise zur Diagnose

Wer hat die Beschwerden?

Manche „Typen“ neigen zu Senkungen, es gibt auch Magen-oder Gallenblasen-Typen. Nicht selten haben wir die Vor- und die Nachteile einer angeborenen Konstitution hinzunehmen und müssen damit zeitlebens achtsam umgehen.

Wo zwickt´s?

Hinweise auf Organe und Leitbahnen – versuchen Sie genau herauszufinden, welcher Teil des Verdauuungssystems betroffen ist.

Wie fühlt es sich an?

Hinweise z.B. auf Blockaden von Feuchtigkeit/Schleim (Schwere, Senkungsgefühl), Blutstauung (stechend) oder Qi-Stauung (ziehend, krampfig)

Warum?

Gibt es Auslöser? Hinweise auf alte oder neue „Pathogene“, wie chronische, akute oder nicht ausgeheilte Infektionen! Auch Stress/Erschöpfungen verschiedenster Art zeigen sich in Verdauungsbeschwerden.

Wann wird es besser und wann schlechter?

Das gibt Hinweise auf Blockaden des Qi – dann wird´s bei Bewegung besser. Bei Schwäche des Qi hingegen verschlimmert die Bewegung. Oder Sie schauen auf die Organe nach der „Organuhr“ und finden dort die entscheidenden Hinweise.

Wie isst man traditionell in China?

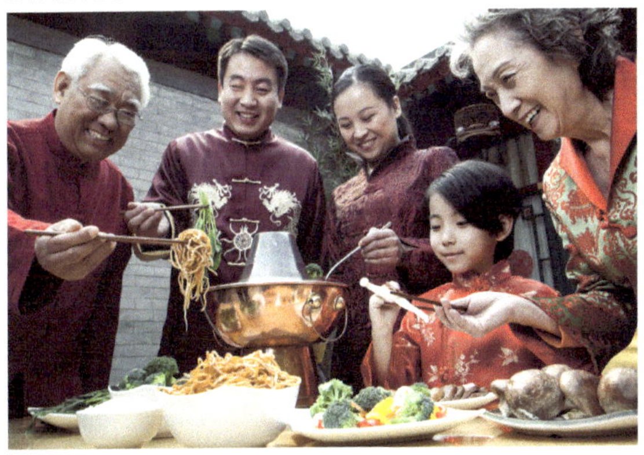

Es wird drei Mal am Tag warm gegessen, meist gekochtes/gedünstetes/gebratenes Gemüse mit geringen Mengen Fleisch. Grillen oder Braten als Zubereitungsart sind – außer bei lokalen Spezialitäten wie z.B. der Peking-Ente – unüblich. Eine Mahlzeit besteht in der Regel nie aus nur einem Gericht, man bemüht sich um geschmackliche Vielfalt und einer gewissen Ausgeglichenheit der Speisen. Die gegessenen Mengen sind relativ groß, da durch die wenigen Kohlehydrate größere Mengen (Gemüse) zur Sättigung gegessen werden müssen. Getrunken wird während des Essens generell nicht, denn eine klare Suppe als letzter Gang dient der Flüssigkeitszufuhr. Auch zum Frühstück wird kein grüner Tee getrunken, wie man vermuten würde, sondern eine Art von Reissuppe, die aus verkochtem Reis in viel Kochwasser besteht. Vielleicht trinkt man zum Frühstück noch warme Soja-Milch, aber keine Getränke in unserem Sinn.

4.4. Diagnose in der westlichen Medizin – hinein- und durchschauen

Diagnostik in der modernen, westlichen Medizin heißt vor allem, sich Veränderungen „vor Ort" genau anzuschauen. Sehr gut lassen sich so Schäden der Gewebe von Organen z.B. erkennen. Nicht zu diagnostizieren sind in der Regel Störungen der Funktion, wie z.B. ist eine Gastritis (Entzündung der Magenschleimhaut) zu sehen, nicht aber eine Krampfneigung oder der Schmerz. Veränderungen der Substanz erkennt der Gastroenterologe oder der Internist mit Hilfe von Endoskopie, Röntgen oder Laboruntersuchungen.

Endoskopie

- Von oben, z.B. Gastroskopie
- Von unten, z.B. Coloskopie
- Durch die Bauchdecke hindurch: Laparoskopie

Dabei entnommene Gewebeproben geben Aufschluss auf substantielle Veränderungen, wie z.B. bei Tumoren.

Röntgen & Co

Hierbei wird durch den Körper hindurch gesehen. Da Muskeln, Fett und Knochen jeweils eine unterschiedliche Dichte aufweisen, also verschieden kompakt sind, zeigen sich hierbei nicht nur oberflächliche Veränderungen wie bei den endoskopischen Techniken.

- Röntgen, mit und ohne Kontrastmitteln
- Computertomographie: Röntgen-Schnittbilder
- Kernspintomographie, Magnetresonanztomographie (MRT)– sehr genau, ohne Röntgenstrahlen-Belastung, aber kostspieliger als CT
- Ultraschalluntersuchungen (Sonografie), z.B. der Gallenblase

Labor

Der Stuhlgang, Verdauungssekrete, Urin und auch das Blut können untersucht werden. Entzündungen und Fehlfunktionen zeigen sich dann – z.B. bei der Bakterienbesiedlung nach Antibiotikabehandlung, Immunreaktionen nach Infekten oder fettreicher Stuhl bei Pankreas-Störungen.

5. Der lange Weg der Nahrung und seine Stationen

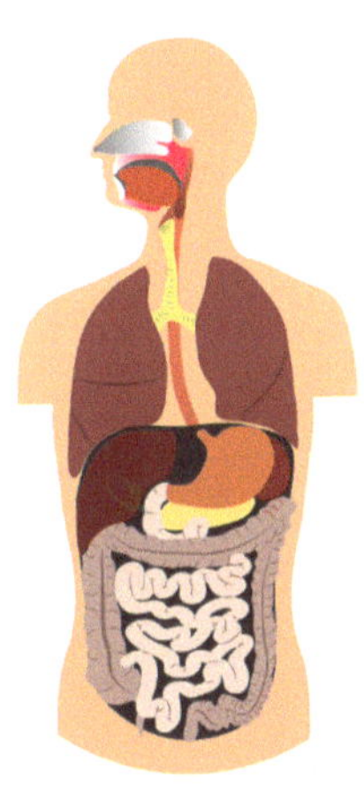

Wie selbstverständlich nehmen wir hin, dass Nahrungsaufnahme und -verwertung reibungslos funktioniert. Wenig Gedanken machen wir uns um das „wie" und „warum". Der Körper wird's schon richten... bis irgendetwas nicht so richtig funktioniert. Z.B. im Folgenden der Mund – da fängt die Verdauung schon an:

5.1. Der Mund

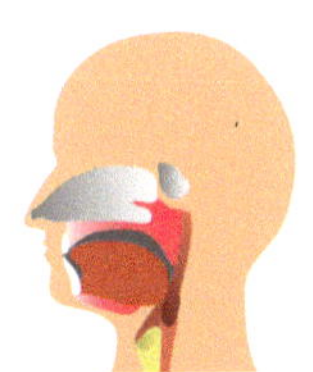

Die erste Verdauungsinstanz. Nicht nur zum Zerkleinern der Nahrung, so dass dann ein Brei hinuntergeschluckt werden kann. Voraussetzung ist dafür der Speichel.

Die Speichelflüssigkeit wird in der chinesischen Medizin vor allem der Niere zugeordnet – wie alles Flüssige im Körper. Aber auch die Milz reicht aus der Sicht der „alten Chinesen" bis in den Mund. Ist sie doch dafür verantwortlich, dass alles Aufgenommene, jedes Nahrungsmittel zu körpereigenem Substrat umgewandelt wird. Und im Mund beginnt auch schon die Verdauung: Die Kohlenhydrate, also Stärke aus dem Getreide, werden schon einmal „vorverdaut", bevor es dann später im Dünndarm weitergeht. Durch die Geschmacksempfindungen im Mund wird auch die Ausschüttung der Verdauungssäfte stimuliert – also kauen und schmecken Sie gründlich und aufmerksam. Ihr Bauch dankt es Ihnen! Die chinesische Medizin geht zudem davon aus, dass die feinen Geschmacksessenzen direkt das Herz stimulieren – und die Funktionen der inneren Organe:

- Sauer geht zur Leber
- Süss unterstützt die Milz
- Scharf stärkt die Lunge
- Salzig geht zur Niere
- Bitter harmonisiert das Herz

Aber alles immer nur in Maßen, ein Zuviel von einer Geschmacksrichtung kann den Organismus wiederum aus dem Gleichgewicht bringen!

Essen ist nicht nur Nahrungsaufnahme, sondern der Genuss fördert das Allgemeinbefinden und die Lebensfreude. Nicht von ungefähr heißt es bei uns „Liebe geht durch den Magen". Die wichtigsten gesellschaftlichen und auch beruflichen Kontakte knüpft man bekanntlich nicht bei hartnäckigen Verhandlungen, sondern bei Speis´und Trank im Restaurant danach! Körper und Seele sind eins. Und wenn wir bewusst essen und schmecken, so heißt dies auf der seelisch-geistigen Ebene, dass wir auch unsere Umwelt und Mitmenschen nicht nur beachten, sondern „aufnehmen": die Fähigkeit zu Mitgefühl und Mitleid zeigt sich aus TCM-Sicht in Form und Fülle der Lippen: Volle Lippen signalisieren Empathie, aber auch eine Störungsanfälligkeit der Milz.

5.2. Die Zunge – auch eine Herzenssache

Nicht nur der Verdauungstrakt „offenbart" sich im Mund, den Lippen und der Zunge, wenn wir sprechen, lachen und weinen. Jede Form von innerem Feuer kann sich dort zeigen, sei es nun das Zungenbrennen bei Magen-Hitze, die Aphten bei emotionaler Überlastung oder als Zeichen für eine Überforderung des Abwehrsystems (ebenso wie der Lippen-Herpes) bis hin zu Sprachstörungen z.B. als Folge eines Schlaganfalls oder auch nur bei heftigster Aufgeregt- und Verliebtheit.

Was können Sie tun?

Wie Essen?

- Geniessen Sie aufmerksam
- Gönnen Sie sich ein Zeitfenster
- Essen Sie langsam und kauen Sie gut
- Nutzen Sie Ihre Kaumuskeln – der Mund und die Zähne brauchen Belastung

Was Essen?

- Warmes Essen, wenig Rohkost
- Harmonisch gewürzt
- Bei Hitzezeichen bevorzugt Bitteres essen

Wann essen?

- Lassen Sie Ihrer Verdauung Zeit – 3 Hauptmahlzeiten am Tag und nicht zwischendurch essen
- Abends nur leichte Kost
- Frühstück ist ein wichtiger Start in den Tag

Massagen und Akupressur

- Siehe Gesichtsmassage auf Seite 78

Heilkräuter

- Zahnpaste mit chinesischen Kräutern bei empfindlichem Zahnfleisch:
  - Shi Gao (Gypsum fibrosum)

- Sheng Ma (Cimicifuga Rhiz)
- Gu Sui Bu (Dynariae Rhiz)

Kräuter in der Apotheke oder einer sehr guten Getreidemühle pulverisieren lassen, mit der Zahnbürste abends einmassieren

Bei einem besonders anfälligen Gebiss kommt es darauf an, eine intensive Prophylaxe und Mundhygienetraining zu betreiben. Auch die Ernährungsweise sollte kritisch betrachtet werden. Das energetische Netzwerk aus der TCM gibt darüber hinaus zahlreiche Denkanstöße, wenn sich z.B. Schwachstellen im Mundbereich trotz bester lokaler Behandlung immer wieder herausstellen: Wie ist der energetische Zustand der Nieren und von Magen/Dickdarm? Hinweise finden Sie auch in der Zuordnung der Zähne zu den inneren Organen:

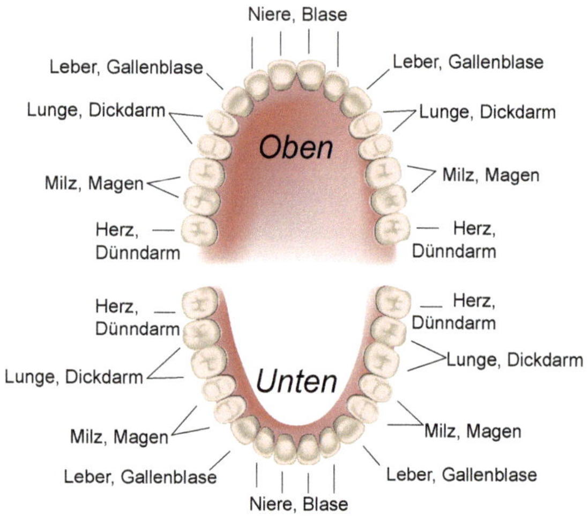

Zuordung von Zähnen und Organen.

Grundsätzliches zur Nahrungsaufnahme:

Abzuraten	Empfehlenswert
Breiig-flüssige Nahrung	Beißfeste Nahrung
Schlingen	Gründlich kauen, genießen
Abendliche Süssigkeiten	Abends Nüsse, Mandeln
Verschiedene Zahnfüllungen: z. B. Amalgan + Gold	Einheitliche Füllungen: Kunststoff, Gold, Keramik
Abendliche Hauptmahlzeit	Reichliches Frühstück
Rohkost	Warmes, gekochtes Essen
Zwischendurch Essen	3 Hauptmahlzeiten mit Pausen

5.3. Der Weg nach unten ... bis zum Magen

Vom Mund aus geht der Nahrungsbrei nach unten. Die eingeschlagene Richtung ist von hier aus bis zum anderen Ende des Verdauungssystems sehr wichtig: die Speiseröhre und der Magen pumpen nach unten, und zwei „Ventile" verhindern, dass der saure, brennende Mageninhalt sich staut und nach oben steigt: der Mageneingang (Kardia) und der Magenausgang (Pylorus). Beides sind Ringmuskeln, schließen normalerweise dicht ab und geben bei Bedarf den Weg frei.
Vor allem eine Störung des Eingangsventils Kardia kann sich bemerkbar machen. Das kann zu Reflux, Aufstoßen, Übelkeit, Erbrechen, Rülpsen und zu Sodbrennen führen. Bei erhöhtem Druck im Bauch staut sich der Mageninhalt, aber auch bei Trägheit des Darms, wenn es nach unten nicht weitergeht.

Tipps:
Verbessern können Sie die Muskelkraft und somit die Schließfähigkeit des Mageneingangs (Kardia) durch:

- Fettarmes Essen, bittere Kräuter
- Vermeidung von Süßigkeiten, Kaffee, Alkohol und Nikotin – dies führt alles zu einem Mehr an Magensäure!
- Schlafen mit erhöhtem Oberkörper, dann fließt wenigstens nachts alles ab!
- Tun Sie etwas gegen den dicken Bauch...

Der falsche Weg – Übelkeit und Erbrechen

„Gegenläufigkeit" nennt man es in der chinesischen Medizin, wenn der Fluss der Energie nicht seinen normalen Weg geht. Wenn das Essen oder auch „üble Gase" wieder nach oben kommen, so kann dies verschiedene Gründe haben:

- Zu viel, verdorbenes oder schlecht verdauliches Essen
- Der Magen ist zu schwach
- Das Qi ist blockiert

Gerade Blockaden machen sich leicht im Oberbauch bemerkbar. Die Leber (s.u.) sorgt überall im Menschen für den gleichmäßigen und richtigen Fluss der Energien. Ärger, Stress und Druck führen dazu, dass sich in erster Linie in dieser Region des Oberbauches nichts mehr ordnungsgemäß bewegt. Die Bulimie z.B. tritt in einer Lebensphase auf, in der zum einen das Selbstbewusstsein (TCM: Nieren-Problem) noch nicht konsolidiert ist, vor allem falsche Vorbilder vielfältig locken. Zum anderen herrscht eine allgemeine Anspannung und Blockadeneigung vor, gepaart mit einer ausgeprägten Verletzlichkeit. Aus TCM-Sicht sind es Störungen von Leber und Pericard (der „Beschützer des Herzens"), die Magen und Herz selber hemmen. Im Oberbauch bis hin zum Mund (s.o.) herrscht

Stagnation. Als Konsequenz wird das Essen zur Qual. Letztlich kommt es dann zu einer immer größeren Erschöpfung der Nierenenergie – ein Circulus vitiosus, den meist nur gezielte professionelle Begleitung durchbrechen kann.

Tipp: *Die richtige Zeit*

- Der Magen hat seine stärkste Zeit am Morgen zwischen 7 und 9 Uhr und ist am schwächsten 12 Stunden später: bestens ist also ein reichliches, durchaus auch kräftiges, herzhaftes Frühstück!
- Der Magen liebt die Regelmäßigkeit, sollte gefüllt UND entleert werden, also essen Sie nicht pausenlos.

Masse oder Klasse: Ein Schlüssel für die Verdaulichkeit.

- Wohlschmeckendes Essen wirkt durch die Geschmacksimpulse als „Saftlocker" für die gesamte Verdauung. Genießen Sie also....

5.3.1. Gastritis?

Der Magen, konkret: die Magenschleimhaut kann sich entzünden. D.h. ihre Schutzfunktion wird durch die vom Magen selbst produzierte Säure überfordert. Dafür gibt es verschiedenste Ursachen. In der Regel behandelt die Schulmedizin heutzutage nur die Symptome mit Säureblockern (Omeprazol ® u.a.) und mit Antibiotika, wenn die Ursache in einer Besiedlung mit dem Bakterium Helicobacter Pylori vermutet/nachgewiesen wird. Beides hat nur kurzfristige Wirkungen, denn die letztendliche Ursache der Störung wird nicht behoben: alle Bakterien und Viren brauchen ein bestimmtes „Millieu", in dem sie gedeihen können. Wenn sich dieses schlechte Umfeld nicht ändert, kommen die Krankheitserreger immer wieder. In einem feuchten Keller ist ein Anti-Pilz-Mittel auch nur kurz wirksam – man muss ihn besser trocken legen!

Gastritistypen aus westlicher und TCM-Sicht

Typ	Symptome	Ursachen	TCM-Sicht	TCM-Tipps
A	Völlegefühle, wenig Säure, Anämie	Autoimmun-Krankheit	Magen-Qi-Schwäche	Gewürze, leicht verdauliches Essen, rotes Fleisch, kleine Mahlzeiten
B	Sodbrennen, Reflux	Bakterien (Helicobacter pylori)	Feuchtigkeit und Hitze im Magen	Bittere Nahrungsmittel, Darmregulierung
C	Sodbrennen, Reflux auch von Gallenflüssigkeit	Medikamente (Aspirin, Ibuprofen) Alkohol, Schimmelpilze, Rauchen, Hiatushernie, emotionaler Druck	Feuchtigkeit und Hitze in Magen, Leber und Gallenblase	Vermeidung der Auslöser, basische Kost (pflanzlich), Bauchfett reduzieren, Bewegung

Ihr TCM-Therapeut kann Ihnen dann noch mit Akupunktur und chinesischen Kräutern weiterhelfen: Dies reguliert den Qi-Fluss, d.h. die Tätigkeit des Magen und Blockaden werden gelöst. Gerade die Akupunktur kann eine deutlich bessere Stresstoleranz bewirken! Aus der westlichen Naturheilkunde habe ich sehr gute Erfahrungen mit der innerlichen Anwendung von Heilerde machen können - vor allem bei Hitze des Magens und auch der Därme!

5.3.2. Aufgaben des Magens

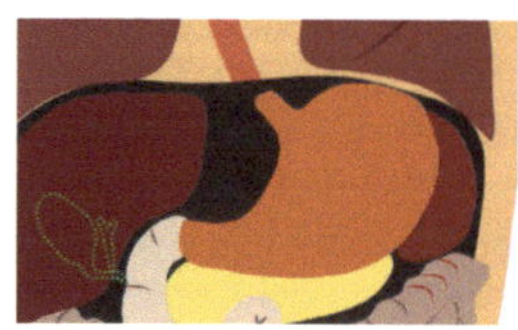

Alles das, was heruntergeschluckt wird, wird vom Magen „zerlegt" und für die weitere Verdauung vorbereitet. Aus Sicht der TCM geschieht dies gleichermaßen auf der körperlichen, materiellen (Säure, Enzyme) wie auch auf der seelisch-geistigen Ebene. Er reguliert in jeder Hinsicht unsere Aufnahmefähigkeit und Auffassungsgabe. Der Begriff „Magen" hat sprachlich etwas mit „mögen" zu tun. Er ist also auch dafür zuständig, welche Eindrücke wir aufnehmen können und wollen. Wenn wir durch bestimmte Menschen, durch unangenehme Situationen oder schlechte geistige Kost überlastet sind und sie beim besten Willen nicht runterschlucken können, dann kann es auch körperlich „auf den Magen schlagen". Der Magen ist die „Vorzimmerdame", die zulässt, wer zum „Chef" (das sind Sie!) darf oder nicht!

5.3.3. Magen und seine Leitbahn – von den Augen bis zum Fuß

Aus Sicht der alten chinesischen Ärzte können sich Störungen der inneren Organe auch in den Leitbahnen bemerkbar machen. So geht die Magen-Leitbahn vom Auge bis hinunter zum zweiten Zeh. Und auf dem Weg dorthin können folgende Symptome Zeichen für eine Blockade oder Schwäche sein:

- Nasennebenhöhlen-Entzündungen
- Kiefersperre, Zahnschmerzen
- Brustentzündungen
- Eierstockprobleme, Unfruchtbarkeit
- Schwäche der Beine

5.3.4. Die Nachbarn: Leber, Gallenblase, Milz-Pankreas und der Darm

Der Magen steht nicht alleine da, umgeben und beeinflusst wird er im Oberbauch von einigen anderen Organen.
Direkter „Anschlusspartner" ist der Dünndarm. Wenn es sich dort staut, setzt sich das bis zum Magen fort. Und umgekehrt: Magenprobleme wirken sich auf den Darm aus. Eine Überhitzung des Magens kann zu Verstopfung führen. Eine Infektion führt zu Durchfällen, denn die Magensäure desinfiziert sehr gründlich – auch verdorbenes Essen. Wenn sie fehlt (Säureblocker!), können

schädliche Bakterien ungehindert weiter vordringen.
Der Dünndarm, mit den Zuflüssen für die Bauchspeicheldrüse, und die Gallenflüssigkeit, schließt sich an den Magen an. Wenn der Nahrungsbrei nicht gut vorbereitet ist, können die Nährstoffe nicht richtig aufgenommen werden und es kommt zu Mangelzuständen wie z.B. von Mineralien und Vitaminen.
Die Nachbarn des Magens auf der rechten Seite sind Leber und Gallenblase. Sie regulieren den Fluss des Qi, und gerade im Oberbauch kann viel blockiert sein, einschließlich des Magens, wenn Ihnen eine „Laus über die Leber läuft" oder „die Galle hochkommt".

5.3.5. Was können Sie selbst für eine bessere Verdauung tun?

Lebensweise

Nach dem Essen einen kleinen Verdauungsspaziergang machen. Das lässt das Qi des Magens nach unten bewegen.

Massage für den Oberbauch

Legen Sie die Hände auf die Seiten neben der Nabelgegend und streichen Sie abwechselnd mit den beiden Daumen vom Rippenbogen bis zum Nabel, parallel zur Mitte.

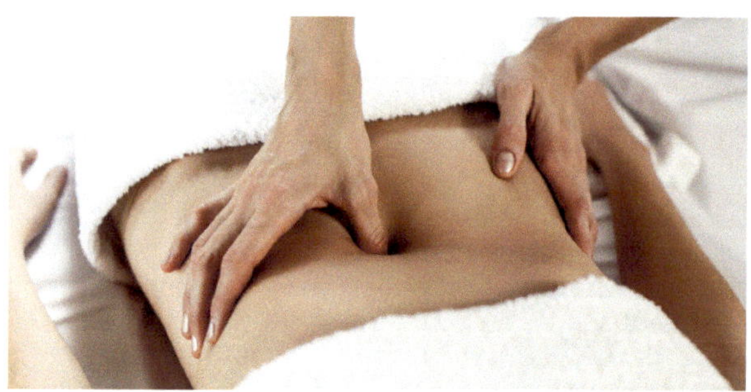

Bauchmassagen helfen zu entspannen.

Akupressur

Drücken Sie den Punkt Magen 36, eine Handbreit seitlich unter dem Knie. Er reguliert nicht nur den Magen, sondern gibt Ihnen auch den „göttlichen Gleichmut". Gegen Übelkeit und Erbrechen hilft der Punkt Pericard 6 am Unterarm. Kleben Sie einfach ein Hirse- oder ein kleines Pfefferkorn mit einem Pflaster darauf, dann haben Sie eine noch längere Wirkung als durch das Drücken mit dem Daumen alleine.

5.4. Typische Beschwerden und Rezepte, die helfen:

Bauchkrämpfe nach zuviel Eiscreme

50 g frischer Ingwer zu Paste zerstampfen, 1 g gemahlenen schwarzen Pfeffer hinzufügen und alles in Tuch füllen. Umkreisen Sie damit 10 Minuten lang leicht den Bauchnabel. Sie werden sehen - der Bauch entspannt sich und übel riechender Stuhl geht ab.

Verdauungsschäche und Appetitlosigkeit

Kalmuswurzel
Fenchelsamen
Süßholzwurzel
Ingwer
Zubereitung: Alles zu gleichen Teilen (je 3 g) mischen, 10 Minuten abgedeckt köcheln, abseihen und danach in kleinen Schlucken trinken.

Übelkeit/Erbrechen bei Anspannung und Druck

Kamillenblüten
Schwarznesselkraut
Lavendelblüten
Zubereitung: Alles zu gleichen Teilen mischen, mit kochendem Wasser übergiessen, 10 Minuten köcheln, abseihen und danach in kleinen Schlucken trinken.

Ersetzen Sie Ungünstiges

Abzuraten	Empfehlenswert
Kuhmilch-Produkte bei Verschleimungen	Ziegen-, Schaf-, Hafer-, Soja- oder Reismilch
Zwischendurch essen	Essen zelebrieren und Raum lassen
Zucker erhitzt den Magen	Gemüsesuppe und Obst als Kompott
Alkohol reizt den Magen	Bitteren Tee nach dem Essen als „Verdauungsschnaps", Alkohol meiden
Kaltes Essen	Warmes, gekochtes Essen und warme Getränke
Saures Essen zieht den Magen zusammen und bremst so die Verdauung	Bitterstoffe vor und nach dem Essen, wie z.B. Tausendgüldenkraut oder Enzianwurzel

5.5. Der Dünndarm

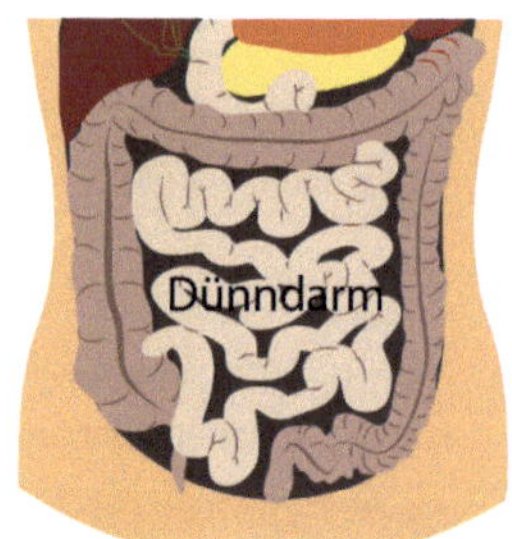

Der bis 6 m lange Dünndarm ist die alchemistische Hexenküche im Oberbauch. Den Magen und den Dickdarm spüren wir tagtäglich. Der lebenswichtige Abschnitt dazwischen sorgt stillschweigend ununterbrochen dafür, dass wir mit Nährstoffen verschiedenster Art versorgt werden. Was nützt das beste, hochwertigste Essen, wenn wir seine essentiellen Bestandteile nicht aufnehmen und für uns nutzbar machen können? In diesen „Hauptkanal Dünndarm" münden die Ausführungsgänge der Bauchspeicheldrüse und der

Gallenblase bzw. der Leber. Deren Enzyme bewirken die Aufspaltung der Nahrungsbestandteile. Nur so können diese Bausteine durch die Darmwand aufgenommen und auf dem Blutweg und über die Darmlymphe zur Leber transportiert und weiter zu körpereigenen Stoffen umgebaut werden. Bemerkbar macht sich eine Störung dieser Zentrale beim Morbus Crohn oder bei Geschwüren in:

- Übelkeit, Erbrechen, Bauchschmerzen
- Durchfälle, unregelmäßiger Stuhl bis hin zum Darmverschluss
- Zeichen von Mangelzuständen, Gewichtsverlust
- Nahrungsmittelunverträglichkeiten (Laktose, Gluten etc.)
- Bei Geschwüren kommt es zu „Nüchternschmerzen" im Oberbauch oder um den Nabel herum. Er tritt morgens vor dem Essen oder Stunden nach dem Essen auf
- Manchmal lebensgefährliche Blutungen

Damit nicht genug. Der Dünndarm ist auch wichtig für das Immunsystem, vor allem der letzte Teil bis zum Blinddarm, der den Übergang zum Dickdarm bildet. Diese Abwehr muss trainiert werden und passt sich den Anforderungen der Umwelt an. Sowohl ein Zuviel auch ein Zuwenig an Herausforderungen durch Viren, Bakterien und auch Parasiten können dieses sehr ausgefeilte System aus dem Gleichgewicht bringen. Es wird auch diskutiert, ob das Fehlen von Parasiten u.a. in der heutigen, sehr hygienischen westlichen Welt für die Zunahme von Allergien verantwortlich ist.

5.5.1. Der Dünndarm aus Sicht der TCM

In der Traditionellen Chinesischen Medizin werden viele körperliche Funktionen des Dünndarms mit denen von Milz und Pankreas zusammengefasst. Sie alle bilden „die Mitte" des Menschen, von dem die Ernährung des gesamten Systems von Körper, Geist und Seele abhängig ist. Fehlfunktionen führen so zur Ansammlung von nicht Genutztem, das in der TCM als „Feuchtigkeit" bezeichnet wird. Diese Feuchtigkeit kann sich aber nicht nur im Bauch durch Völle – und Schweregefühle bemerkbar machen, sondern auch in den Beinen als Ödeme und schlechtem Bindegewebe, als vaginaler

Ausfluss, klebriger Schweiß bis hin zu einem „benebelten" Kopf. Der Dünndarm für sich hat eine zuführende Funktion aus der TCM-Sicht, indem die wertvollsten, feinsten Essenzen von dort direkt zum Herzen geleitet werden. Er ist der „Sortierer", der Trübes reinigt – und dies auch wieder auf der seelischen Ebene. Moral und Ethik hängen von ihm ab, nicht nur die Richtigkeit von Gefühlen oder Entscheidungen, sondern deren moralische Wertigkeit. Konkret auf unser Thema Essen bezogen bedeutet dies auch die Regulierung der Nahrungsaufnahme nicht nach Hunger, Appetit, Genuss und Verfügbarkeit, sondern nach ethischen Kriterien. Wie z.B. die Ablehnung von tierischen Nahrungsmitteln aus Achtung vor dem Lebewesen oder religiöse Aspekte wie im Islam (Schwein), Judentum (nicht koschere Tiere) oder im Hinduismus (Rind) sind entscheidend für die Küche.

5.5.2. Der Dünndarm-Meridian

Die Dünndarm-Leitbahn zieht vom kleinen Finger bis zu den Ohren und Augen. Als „Sortierer" treten seine 19 Punkte am ehesten in den Vordergrund, wenn es um das Hören geht: Nicht-Hören wollen oder nicht können? Ein echter Verlust der Hörfähigkeit ist ein Nieren-Problem aus Sicht der TCM, die (unbewusste) Verweigerung des Zuhörens eine Sache des Dünndarms. Andere Beschwerden, die über seine Punkte behandelt werden können:

- Schmerzen und Bewegungsstörungen von Hand-, Ellenbogen-, Schulter- und Kiefergelenk
- Augenprobleme
- Ohrprobleme
- Chronische Nasennebenhöhlen-Entzündungen
- Dünndarm-Probleme

Die richtige Zeit

Der Dünndarm braucht Zeit für sein umfassendes „Geschäft" des Sortierens und Trennens. Diese Muße bekommt er am ehesten nach dem Essen: die Dünndarmzeit nach der „Organuhr" ist von 13-15 Uhr, also die Siesta.

Was sollten Sie essen?

Achten Sie auf hochwertige Nahrung, bei der Sie auch genau wissen, woraus sie besteht, woher sie kommt und wie sie produziert wurde. Je klarer Ihnen das ist und je bewusster, desto besser kann Ihr Dünndarm auch damit umgehen. Und essen Sie auch sonst achtsam, achten Sie auf die Geschmäcker, denn diese sind die Essenzen, die direkt zum Herzen gehen:

- Süßes, Wohlschmeckendes wirkt harmonisierend und die Mitte stärkend
- Saures zieht zusammen, bremst
- Scharfes zerteilt, löst Blockaden auf
- Bitteres kühlt und klärt den Geist
- Salziges weicht auf und bewegt

Das Mittelmaß beachten – das Ziel ist Ausgewogenheit und Harmonie!

Nabelmassage

Streichen Sie mit den Fingerkuppen um den Nabel herum, im Uhrzeigersinn und in immer größeren Kreisen bis ungefähr 1 Handbreit von Ihrem Zentrum entfernt. Gehen Sie dann gegen den Uhrzeigersinn wieder zurück. 5x wiederholen, insgesamt 3-5 Minuten täglich, optimal zur Dünndarm-Zeit von 13-15 Uhr.

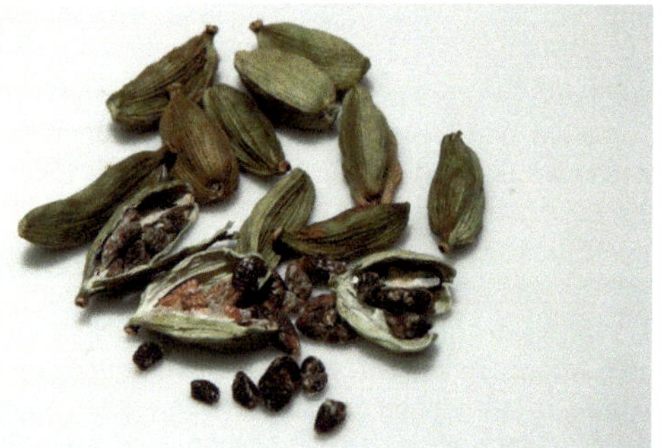

Kardamom hat eine regulierende Wirkung gerade auf den Dünndarm und wärmt zudem noch den Magen, nicht nur in Lebkuchen zur Weihnachtszeit!

Tipp:
Bereiten Sie sich eine Kräuterpackung aus Ingwer, Zimt, Süßholz- und Yamswurzel mit Jojoba-Öl zu und geben Sie es in Ihren Nabel über Nacht, mit einem Pflaster und zusätzlich Frischhaltefolie abdecken. Achten Sie auf die Hautverträglichkeit.

Tipps für den Dünndarm

Abzuraten	Empfehlenswert
Fast food, nebenbei essen	Zeit lassen für die Nahrungsaufnahme, gut kauen
Tiefkühl-Fertiggerichte, Konserven	Frisches Essen aus der Jahreszeit
Exotische Früchte und Gemüse	Essen aus der Region
Produkte aus Massenproduktion	Produkte vom (Bio-) Bauernhof
Mischprodukte	Klar unterscheidbare Inhaltsstoffe

5.6. Die Leber...

Im rechten Oberbauch, unter den Rippen befinden sich Leber und Gallenblase.

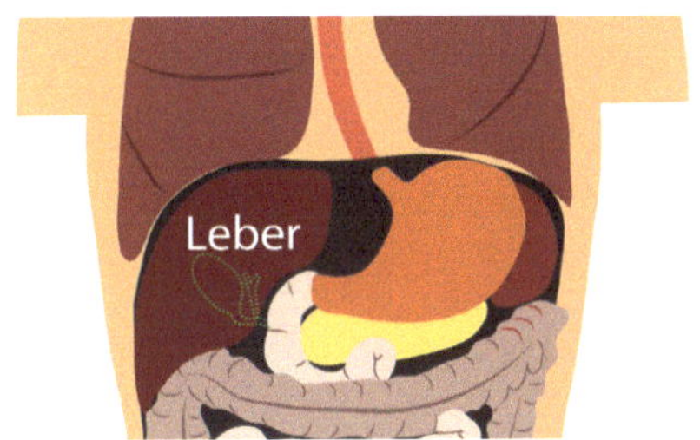

Normalerweise spüren Sie diese nicht, wenn sie „stillschweigend" ihre Arbeit tun. Die Leber baut aus den Bausteinen der Nahrung unsere eigenen Energie-Bausteine auf. Über den Dünndarm wurden sie aufgenommen und auf dem Blutweg zu ihr hin transportiert. Letztlich kommt es bei Ernährung und Stoffwechsel darauf an, uns das Leben zu ermöglichen. Die Bausteine sollen uns Kraft, Wärme und Vitalität geben, aber auch für die ständige und unmerkliche Erneuerung von verbrauchten Zellen sorgen: Blut, Muskeln, Fett, Knochen etc. werden fortlaufend „ausgetauscht" und dafür brauchen wir Nachschub. Die Basis-Bausteine sind Eiweiße, Fette und Kohlenhydrate. Eine ausgewogene Ernährung sollte sie alle umfassen, obwohl das Wunderwerk des menschlichen Organismus letztlich alles aus allem herstellen kann.

Die Leber spielt dabei die Hauptrolle, also behandeln Sie sie pfleglich. Spüren können Sie dieses „Zentrallabor" nicht, sie merken ihre Überlastung eher an Müdigkeit und Erschöpfung: nicht nur Infektionen, Alkohol oder viele Medikamente, sondern auch übermäßige emotionale Belastungen können die Leber trotz ihrer großen Regenerationsfähigkeit schädigen.

Die Folge ist eine Ansammlung von möglicherweise auch giftigen Stoffwechselprodukten und Entzündungsneigung, aus Sicht der TCM: Feuchtigkeit und Hitze. Dazu kommt noch, dass die Leber sehr empfindlich auf Druck und körperliche/seelische Anspannung reagiert. Sie ist der „große Stratege" der die großen und kleinen tagtäglichen Lebenspläne entwirft. Das Leben richtet sich jedoch nicht immer danach. Und so besteht bei mangelnder Flexibilität immer große Kollisionsgefahr mit Umwelt und Mitmenschen. Sie spüren diese große Bedeutung der Leber für unser Wohlbefinden, wenn sie ihre Warnzeichen schickt (siehe Tabelle rechts):

Leber-Probleme und Tipps:

Anzeichen	TCM-Interpretation	Was hilft?
Akne, Hautunreinheiten, Nesselsucht oder juckende Haut	Feuchte Hitze, „Schlacken"	Entlastung: 4 Wochen kein tierisches Eiweiß
Wärmegefühl am Oberkörper, vor allem heißes Gesicht oder heiße Augen, Bluthochdruck	Zu starkes Leber-Feuer	Bittere Speisen/Getränke
Appetitlosigkeit bei Stress, latente Übelkeit, Blähungen, Völlegefühl im Oberbauch	Stagnation im mittleren Erwärmer	Kleine Mahlzeiten, leicht verdauliche Kost, Fett reduzieren
Schwierigkeiten bei der Fettverdauung	Feuchte Hitze in der Gallenblase	Fettarmes Essen, auch wenig pflanzliche Öle
PMS, Menstruationsbeschwerden, Probleme vor allem am Wochenende oder in Langeweile-Phasen, Bluthochdruck	Stagnation des Leber Qi	Bewegung, Ausdauersport
Kopfschmerzen an den Schläfen oder am Scheitel, Nackenverspannungen	Stagnation in Leber- und Gallenblasen-Leitbahn	Bewegung, Ausdauersport
Schwache Sehnen, Bänder oder Muskeln	Leber-Blut-Schwäche durch Dauer-Anspannung	Mäßige Bewegung, Gleichgewicht An- und Entspannung, Muskelaufbau
(unmotivierte) Wutausbrüche, Gereiztheit oder Wut, Depressionen, vor allem ein dauerndes Frustrationsgefühl	Stagnation des Leber-Qi, Nieren-Leere (Ängste)	Bewegung, Ausdauersport, Reduktion von Genussmitteln und -giften

5.7. ...und die Gallenblase

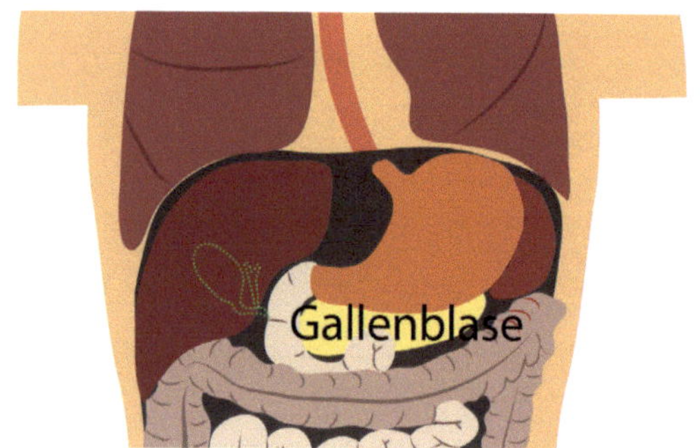

Die Gallenblase speichert die von der Leber für die Fettverdauung produzierte Gallenflüssigkeit, die im Dünndarm ihre Wirkung entfaltet. In diesem Verdauungssekret werden die in der Leber aufgearbeiteten Giftstoffe transportiert, die später über die Nieren und den Darm ausgeschieden werden. Tätig wird sie je nach Bedarf. Fettes Essen erfordert viel Gallenflüssigkeit, ebenso wie ein Zuviel an belastenden Schadstoffen.

Darüber hinaus ist sie aus TCM-Sicht die Instanz für die Entscheidungen. Sie ist das „ausführende Organ" der Leber und sorgt auch dafür, dass alles zur richtigen Zeit am richtigen Ort geschieht.

Mut, Verzagtheit und Übermut sind so auch Gallenblasen-Symptome. Und Druck kann sie auch überhaupt nicht vertragen, gerade wenn man den Ärger in sich hineinfrisst, dann kann schon mal die Galle hochkommen! Und wenn nicht, dann staut sich die Gallenflüssigkeit und es kommt irgendwann zu Gallensteinen. An der energetischen Störung ändert sich übrigens nichts, wenn die Gallenblase entfernt wird, dann zeigen sich andere Schwachstellen!

5.7.1. Leitbahnen – aufwärts zur Kopflastigkeit

Energetisch haben sowohl Leber als auch Gallenblase die fatale Tendenz, das Qi aufsteigen zu lassen. Das geht dann meist auch entlang der Meridiane, die zum Kopf ziehen. Charakteristisch für diese Störungen ist, dass sie häufig mit Wechselhaftigkeit und innerem Druck einhergehen:

- Hüftschmerzen
- Ischialgien, besonders an der Außenseite des Beines ausstrahlend
- Nacken-Schulterverspannungen
- Migräne, Kopfschmerzen
- Sehstörungen
- Heuschnupfen mit juckenden/brennenden Augen

Was können Sie für Ihre Leber und Gallenblase tun?

Die richtige Zeit

Die meiste Energie haben Leber und Gallenblase nachts, zwischen 23 und 3 Uhr. Sie können dies unterstützen, wenn Sie vor dem Schlafengehen einen bitteren Tee trinken – und kein Bier oder Rotwein! Vielleicht einen Espresso.

Essen

Blockaden drohen überall im Organismus. Machen Sie es der Verdauung also etwas einfacher mit leichten, mäßig gewürzten Speisen und kleinen Portionen. Abends nicht mehr so viel essen! Schokolade und Alkohol erhitzen zu stark. Der Druck ist allgegenwärtig – also lassen Sie sich gerade beim Essen bewusst ein wenig Zeit, schlingen Sie nicht zu schnell und warten Sie ab, wann Sie wirklich satt sind. Essen über diesen Punkt hinaus bewirkt noch mehr Stagnation!

Lebensweise

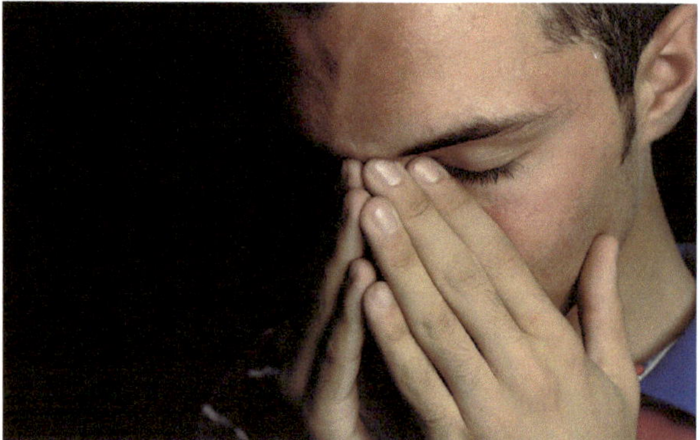

Setzen Sie sich nicht unter Druck.

„Eindruck ohne Ausdruck = Druck". Machen Sie sich nicht so viel Druck! Sie versuchen immer mehr aus sich zu machen, mehr zu erreichen, mehr zu werden. Vielleicht kann es hilfreich sein, sich anderen Vorzügen des Lebens zuzuwenden. Da sind die Lebensaspekte des Genießenkönnens, der Ruhe und Behaglichkeit. Der ständige Drang nach Aktivität und Erfolg führt dann häufig dazu, dass man die Früchte seiner Leistungen nicht ernten kann. Reflexion, Überdenken der Lebenssituation können mittelfristig diesen inneren Druck abzubauen helfen.

Massagen

Streichen Sie mehrmals täglich, insbesondere zwischen den Mahlzeiten den rechten Oberbauch kreisförmig Richtung Nabel aus. Sie können ruhig auch etwas kräftiger drücken dabei. Auch ein Schröpfglas (mit Gummiball) ist hilfreich dabei. Ungefähr in der Achsellinie am Rippenbogen unten ansetzen und bis zum Nabel gleiten lassen. Dies 10x wiederholen.

Regelmäßige Ganzkörpermassagen können helfen, das Qi frei fließen zu lassen. Ayurvedische Synchronmassagen sind beispielsweise in ihrer Rhythmik und wohltuenden Gleichmäßigkeit sinnvoll.

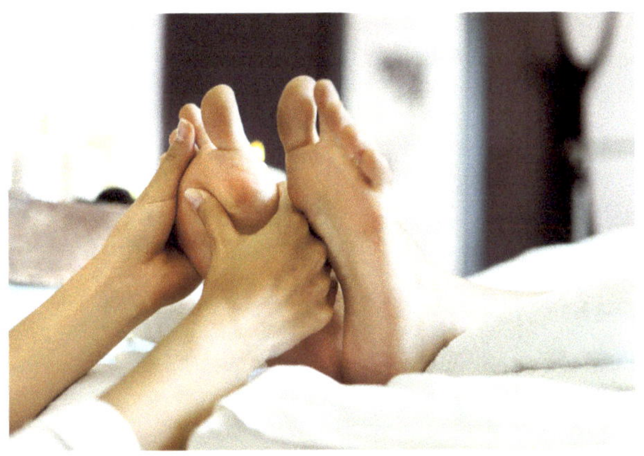

Fußmassagen sind angenehm und gesund.

Gerade bei ausgeprägtem Getriebensein wichtig. Kommen Sie auf den Boden zurück: Die Füße sind dankbare Empfänger von wohltuender Zuwendung. Fußmassagen, Fußbäder mit ätherischen Ölen (Lavendel) haben eine absenkende, den Kopf befreiende Wirkung. Auch Fußreflexzonenmassage ist recht leicht zu erlernen!

Kräuter

Ein Pfefferminztee wirkt kühlend auf die erhitzte Gallenblase und fördert den Gallenfluss.
Die Leber braucht Bitterstoffe: Kaffee oder Getreidekaffee, Löwenzahn, Endivien, Ruccolasalat, alkoholfreies Pilsner.
Mariendistel-Samen unterstützen die Entgiftungsfähigkeit der Leber, gemahlen als Teeaufguss oder als Fertigpräparat.

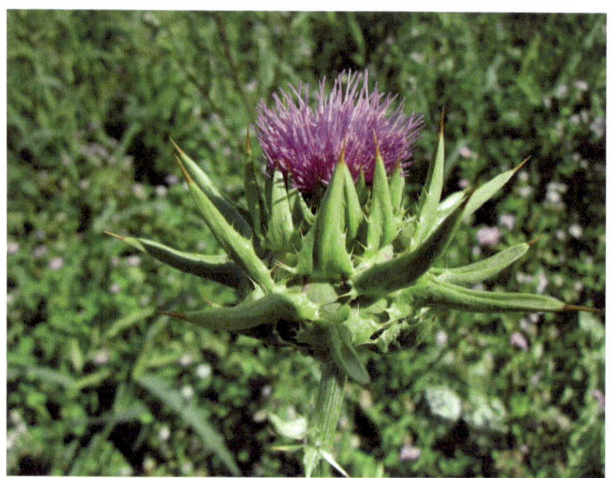

Die Mariendistel entgiftet.

Tipp:

Zur Unterstützung der Leber bei ihrer Entgiftungsaufgabe hat sich übrigens die Mariendistel bewährt: Als Aufguss/Tee aus den Samen, gemahlen in die morgendliche Suppe oder als Tinktur:

1-3x täglich bis zu 3 Tropfen Mariendistel-Tinktur entgiftet und stützt die Leberfunktion. *Mariendistel gibt es in der Apotheke.*

oder:

1-3x täglich bis zu 3 Tropfen Wermuttinktur kräftigt Gallenblase und Magen.

Was gut ist für Leber und Gallenblase:

Abzuraten	Empfehlenswert
Zu viel Saures schädigt die Leber	Bittere Nahrungsmittel kühlen und trocknen
Alkohol, Medikamente achtsam	Vermeidung und Einschränkung
Druck, Anspannung	Bewegung, Ausdauersport, Pausen einplanen
Schnell zwischendurch essen, abends viel	Hauptmahlzeiten, Zeit dafür einteilen
Nach dem Essen gleich weiterarbeiten	Pause einlegen, Spazierengehen
Kraftsport	Ausdauersport
Fett	Kohlenhydrate, Eiweiß

5.8. Die Milz/Pankreas (Bauchspeicheldrüse)

Im linken Oberbauch, gegenüber von Leber und Gallenblase sind die Milz und hinter dem Magen die Bauchspeicheldrüse (Pankreas). Beide werden in der TCM als „Milz" zusammengefasst. Die alten chinesischen Ärzte waren an den Details der Anatomie wenig interessiert, für sie waren die Funktionen wichtiger. Deshalb muss man gerade bei diesen Organen ein wenig umdenken. Aus TCM-Sicht finden wir hier sowohl Dünndarm-Funktionen als auch Stoffwechsel-Aufgaben, die wir in der westlichen Medizin keineswegs der Milz zuschreiben würden. Hier hat diese ausschließlich eine Bedeutung im Blut-, Lymph- und Abwehrsystem.

Die Bauchspeicheldrüse hingegen wirkt nach innen und außen: wichtige Teile des Stoffwechsels werden durch das von ihr produzierte Insulin geregelt, das über die Blutbahn abgegeben wird. Nach außen, also in den Darm, fließen jedoch täglich bis zu 2 Liter Pankreassekret mit lebenswichtigen Enzymen für die:

- Eiweißverdauung (Trypsin u.a.)
- Fettverdauung (Lipase u.a.)

Diese Enzyme sind sehr aggressiv und bei einer lebensbedrohlichen akuten Pankreatitis verdaut sich die Bauchspeicheldrüse selber. Anders bei einer chronischen Schwäche dieses Organs. Dies spüren wir z.B. an gestörten Verdauungsfunktionen, sog. Fettstühlen und voluminösen Stuhlgängen.

5.8.1. Empathie, Lernen und Erfahren

Die Chinesische Medizin denkt immer ganzheitlich. Keine Vorgänge im Menschen finden ausschließlich auf der körperlichen oder nur auf der geistig-seelischen Ebene statt: wenn Sie eine Erkältung haben, ist die Stimmungslage auch „abgekühlt" und Stress oder Ängste können sich auch in Durchfall oder Magenkneifen bemerkbar machen. So dann auch mit den Verdauungsfunktionen, die wir oben der Bauchspeicheldrüse bzw. der Milz (TCM) zugeschrieben haben. Es dreht sich um die Verarbeitung von eher schlecht Verdaulichem, wie Fett und Eiweißen.

So ist es auch auf der seelisch-geistigen Ebene: auch hier müssen wir ständig mitunter schwere Kost verarbeiten. Das findet beim Lernen statt, aber auch bei Gefühlen. Es gibt eben auch Mitmenschen, die wir schlecht „verdauen" können, ebenso wie Situationen oder in den Medien dargebotene Schrecklichkeiten. Unsere Fähigkeit, damit umzugehen, ist eine Eigenschaft von Milz/Pankreas, aber diese Fähigkeit wird auch durch zuviel Angebot überlastet. Und so heißt es dann in der TCM, dass Grübeln und Nachdenken die Milz schädigen. Gönnen Sie sich auch mentalen Leerlauf, dösen Sie gelegentlich vor sich hin und lernen Sie die Langeweile auch etwas schätzen...

Inzwischen wissen wir ja auch, dass ein „Bauchgehirn" tatsächlich existiert: Dieses „Enterische Nervensystem" besteht aus vielen hundert Millionen Nervenzellen, welche die körperliche Funktionen steuern, aber durch die auch Stimmungen und Gefühle (z.B. durch das vegetative Nervensystem) beeinflusst werden. Körperlich werden so unmerklich zentrale Funktionen gesteuert und den

Bedürfnissen des Menschen angepasst:

- die Darmmotilität (Beweglichkeit)
- Sekretion und Absorption von „Bausteinen"
- der gastrointestinale Blutfluss
- die immunologischen Funktionen des Gastrointestinaltraktes.

Genau erforscht ist dieser „dunkle" Teil unseres Innenlebens noch nicht – jedenfalls lehrt uns die Erfahrung, dass es häufig am besten ist, auf sein „Bauchgefühl" zu vertrauen. Das ist dann aus TCM-Sicht die Milz/Pankreas-Aufgabe.

Der Meridian von Milz/Pankreas

Der erste Punkt befindet sich am Nagelfalz der Großzehe. Die Leitbahn verläuft dann an der Innenseite des Beines über den Unterbauch bis zur Seite des Brustkorbs. Beeinflusst werden können über seine insgesamt 21 Punkte:

- Gynäkologische und andrologische Probleme, wie z.B. Menstruationsbeschwerden, Zyklus- und Erektionsstörungen
- Durchfälle und Verstopfung
- Ernährungsstörungen
- Stoffwechselprobleme
- Ödemneigung
- Organsenkungen von Uterus und Enddarm

5.8.2. Tipps zur besseren Verdauung 1,2,3...

Was und wie essen?

Die Milz mag leicht verdauliche Kost, die ihr nicht noch zusätzlich Energie raubt. All das, was schwer schon im Magen liegt, kann auch die Milz überlasten. Häufig sind auch diese beiden Organe gemeinsam geschwächt, gerade wenn innere Anspannung die Zirkulation des Qi im Oberbauch blockiert. Also vermeiden Sie vom Gefühl her alles, was Ihnen Völlegefühle und Verdauungsstörungen verursacht, auch wenn es noch so „gesund" sein soll: Müsli und Vollkornprodukte? Achten Sie auf Ihr Bauchgefühl: Wenn Sie nach dem Essen gebläht und übellaunig durch die Welt gehen, schafft es Ihre Milz einfach nicht, das Vollkorn zu verarbeiten. Da ist dann gut ausgemahlenes Vollkornbrot oder sogar Weißbrot entlastender. Oder Fett und Eiweiße – zuviel belastet die Milz/Pankreas-Funktionen – aber dennoch ist ein gesundes Mittelmaß notwendig. Milchprodukte haben einen schlechten Ruf unter TCM-Therapeuten, herrscht doch auch ein enormes, durchaus verführerisches Überangebot in den Supermärkten an Joghurts, Quark, Käse u.a. Wenn Sie es nicht vertragen, sich nach Käse übermäßig voll fühlen, unter Durchfall leiden und zudem noch eine gedunsene Zunge mit dickem weißlichen Belag haben, verzichten Sie auf Kuhmilchprodukte und steigen zumindest auf Schaf- oder Ziegenkäse um. Milch-Ersatzprodukte gibt es reichlich. Experimentieren Sie ruhig...

Entlastungsstrategien sollten nur kurz- bis mittelfristig ausgewählt werden. Grundsätzlich sollten die Funktionen der Milz dazu ausreichen, alles „auf dem Teller" problemlos zu verarbeiten. Jede längerfristige Vermeidung eines Nahrungs-Bausteins kann irgendwann zu Mangelzuständen führen. Und Nahrungs-Ergänzungsmittel sind ein meist nur mangelhafter Ersatz.

Und die geistige Kost? Quantität ist nicht gleich Qualität. Unsere Aufnahmefähigkeit ist begrenzt und braucht „Leerräume". Ein Abiturient hat einmal in meiner Praxis den Begriff „Bulimie-Lernen" für seine Schulsituation verwendet: Lernen und bei den Prüfungen „Erbrechen" – der langfristige Profit fehlt. Wenn weniger Stoff angeboten und verarbeitet wird, können sich viel eher Verknüpfungen und Assoziationen ergeben, die letztlich eine solide Wissens- und Erfahrungsbasis bilden.

Tipp:
Leichte Kost für Körper und Geist - das heißt auch, dass man sich auf das Essen konzentrieren soll. Nicht gleichzeitig Lesen, Lernen oder Fernsehen!

Wann

Die beste Zeit zum Lernen nach der Organuhr ist der Vormittag. Aufgenommen werden kann am besten zwischen 7 und 9 Uhr (Magenzeit) und der Lern-/also Verarbeitungsprozess findet optimal in der Milz-Zeit zwischen 9 und 11 Uhr statt. 12 Stunden später sind diese Fähigkeiten am schlechtesten ausgeprägt.

Lebensweise

Genießen Sie einfach nur, ohne Nachdenken und Grübeln, ohne zu interpretieren und sich über alles Gedanken zu machen. Ein „nutzloses" Wellness-Wochenende. Kino. Oper. Eine klassische Symphonie. Eine Ausstellung oder einfach nur ein Tag zu Hause. Versuchen Sie alles zu vermeiden, was Ihnen nicht schmeckt und nicht bekommt! Das gilt auch für das Geistig-Emotionale: Fernhalten von Widerlichkeiten in Fernsehen und Kino, aber auch von ebensolchen Emotionen im Umgang mit anderen Menschen. Wenn unbedingt nötig, die schwere Kost nur in kleinen Häppchen zu sich nehmen.

Bewegung

„Meditation" ist wichtig, also mittels verschiedenster Techniken den überlasteten Kopf wieder frei und klar zu bekommen. Je nach Typ können das autogenes Training, buddhistische Meditationen, tägliche Gebete oder Bewegungstrategien wie Yoga oder Ausdauersport sein. Das Entscheidende ist die Zuwendung zu sich selber, weg von der Extrovertiertheit des Alltags. Und die Entscheidung, was für Sie selber das Wichtigste ist, trifft wieder Ihr Bauchgefühl: wie fühlen Sie sich danach?

„Zuviel Sitzen schädigt das Fleisch" – das ist eine der „5 Schädigungen" aus der chinesischen Medizin. Es bezeichnet die Auswirkung von Bewegungsmangel, durch den Fleisch und Bindegewebe schlaff und der Mensch träge wird. Ein regelmäßiges Pensum an täglicher Bewegung verschafft auch der Milz wieder mehr Kraft für die Verdauung und beschleunigt den Stoffwechsel. Beckenbodengymnastik hilft bei gleichzeitigem Senkungs- und Schweregefühl, Bauchmuskeltraining kann auch dazu beitragen, die Mitte zu stärken. Geben Sie dem Essen und auch der Aufnahme „geistiger Nahrung" die Zeit und den Rahmen! Essen sollte zelebriert werden! Wassertreten bewegt übrigens die Feuchtigkeit und kühlt Hitze, vor allem wenn die Beine schwer und heiß sind.

Akupressur

Bauchmassage: Im Uhrzeigersinn kreisend um den Nabel massieren. Dabei nur leicht drücken, denn die Feuchtigkeit im Bauch kann sich unangenehm als Fülle-Zustand zeigen.

Moxibustion

Moxakegel mit Salzisolation ggf. auch mit Ingwerscheibe auf dem Bauchnabel
Oder den Bauchnabel täglich 3-5 Minuten mit der Moxazigarre moxen

Kräuter

Es stärkt die Verdauung und die Sekretion aller Verdauungssäfte von Magen, Leber und Pankreas, wenn das Essen leicht gewürzt ist. Nahezu alle in unserer deutschen Küche gebräuchlichen Gewürze sind scharf-bitter und wärmend. Fenchel wirkt eher auf Völlegefühle im Oberbauch, Kümmel auf die Därme entblähend und somit die angesammelte „Feuchtigkeit" beseitigend.

Tipp:
1-3x täglich bis zu 5 Tropfen Enzian-Urtinktur regt die Produktion der Verdauungssäfte an - am besten vor dem Essen einzunehmen!

Gutes und Schlechtes für Milz/Pankreas:

Abzuraten	Empfehlenswert
Fett, Rohkost	Leicht verdauliches, Gekochtes, Kohlenhydrate
Sitzen	Bewegen
Wissen ansammeln	Wissen sortieren
Pausenloses Lernen	Pausen zum Sackenlassen, Langeweile
Kopf-Entscheidungen	Bauch-Entscheidungen

5.9. Der Blinddarm und sein Wurmfortsatz

Der lange Dünndarm endet im rechten Unterbauch. Auch dort ist wieder (wie beim Magen) ein „Ventil", das den Übergang zum Dickdarm steuert. Der Darminhalt soll seinen richtigen Weg gehen. Die Ileocoekalklappe (Ileum = Dünndarm, Coecum = Blinddarm) führt zunächst in den Blinddarm, eine Aussackung des Dickdarm, der unten einen kleinen Zipfel hat: der Appendix (Wurmfortsatz). Diese Teile des hier beginnenden Dickdarms haben wichtige Aufgaben für das Immunsystem. Ist doch die Keimbesiedlung ab hier sehr stark, und die lebenswichtigen Darmbakterien bilden im Blinddarm ihre „stille Reserve", wenn nach infektiösen Durchfällen oder auch nach Antibiotikabehandlung die Darmflora sonst abgestorben ist. Ganz so unwichtig ist dieses „Anhängsel" also nicht, wohl aber eine gefährliche Bedrohung, wenn sich ausgerechnet hier eine Entzündung festsetzt, die Appendizitis. Aus TCM-Sicht ist diese immunologische Funktion auch ein Aspekt des Dickdarms selbst. Er reguliert zusammen mit der Lunge die Grenzen zwischen Innen und Außen.

5.10. Der Dickdarm

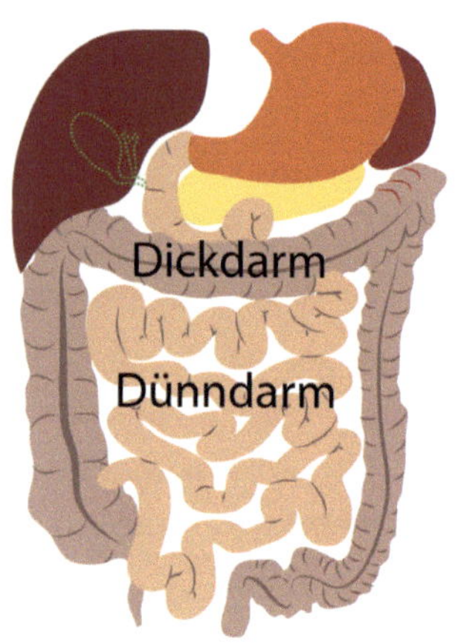

Schauen Sie sich einmal diese Abbildung an: der 1,5m lange Dickdarm umrahmt den Dünndarm, geht zuerst nach oben in den Oberbauch und dann auf der linken Bauchseite nach unten zum Mastdarm und Darmausgang, dem Anus. Er arbeitet selbstständig, wie oben beim Thema „Bauchgehirn" erläutert. Aber er wird auch durch das vegetative Nervensystem gelenkt: der N. Sympathikus, der sowohl bei Stress und Hektik aktiv wird, aber auch am frühen Morgen, bremst die Darmtätigkeit. Der N. Vagus fördert die Bewegungen der dortigen Muskeln und bewegt den Stuhlgang so nach außen. Der Dickdarm ist der „große Ausscheider". Er sortiert aber auch noch einmal alles aus dem Darminhalt aus, was wichtig ist: Wasser wird resorbiert, und der Stuhlgang damit fest, Mineralien werden zurückbehalten und vor allem die hunderte Billionen Bakterien stabilisieren das Abwehrsystem. Aus Sicht der TCM bildet er – zusammen mit Magen und Lunge – die großen Barrieren, die verhindern, dass Schädigungen von außen (heutzutage würde wir sagen: Bakterien und Viren) die Grenzen zum Inneren des Menschen überschreiten.

Er ist also:

- Ausscheider
- „Grenzwächter"
- Konzentrierer

Diese Funktionen hat er auch auf der seelisch-geistigen Ebene. So reguliert er das Gleichgewicht zwischen „Festhalten" und „Loslassen", auch was z.B. persönliche Bindungen betrifft, aber auch das Geld. Veränderungen bringen große Probleme mit sich wegen dieser mangelnden „Flexibilität", und so haben wir auf der seelischen Ebene es hier häufig mit zwanghaften, neurotischen Verhaltensweisen und Süchten zu tun – vom Messi bis zum Putzwahn, vom Magersüchtigen bis zur Fresssucht. Menschen mit Verstopfung haben, so heißt es, auch Probleme das Geld loszulassen und neigen zu Sparsamkeit bis hin zu Geiz.

Die Stärke oder Schwäche des Dickdarms können wir gut an der Beschaffenheit und Häufigkeit des Stuhlgangs beobachten. Es ist auch ein „Fenster" zum Inneren, zeigen sich doch im Endprodukt Kot alle Vorgänge, die im gesamten Verdauungstrakt sich abgespielt haben. Lebensgefährliche Magenblutungen zeigen sich in einem schwarzen Kot und weder vom Magen, noch von Dünn- und Dickdarm verdauliche Nahrungsmittel (Mais, Tomatenschalen etc.) verlassen unverändert unseren Körper.

Wenn das Gesamtsystem Verdauung vom Mund über Milz/Pankreas bis zum Darm nicht richtig funktioniert, dann geschieht dies auch mit sonst gut verdaulichen Nahrungsmitteln. „Gute Futterverwerter" haben auch aus TCM-Sicht eine gute Milz! Oder wenn Sie zu wenig trinken, dann wird der Stuhlgang zu trocken und es kommt zu Verstopfung. Zu viel Hektik und Stress bremsen die Darmtätigkeit und der Stuhlgang wird träge, behält aber seine normale Konsistenz. Ist durch zu fettes Essen die Galle oder Pankreas überfordert, folgen vielleicht Durchfälle. Also achten Sie auf Ihren Stuhlgang, auch wenn es vielleicht Überwindung kostet und bei den heute gebräuchlichen Toiletten mit „Tiefspülern" nicht so einfach ist.

Veränderungen des Stuhlgangs und die TCM-Sicht

Veränderung	TCM-Verdachts-diagnose	Begleit-symptome	Tipps
Selten	Qi-Schwäche, Stagnation	Normale Konsistenz	Bewegung, kräftiger Würzen
Wechselhaft	Stagnation	Anspannung	Entspannung in Bewegung
Häufig	Qi-Schwäche, Feuchtigkeit	Ernährung, Unverträglichkeiten	Gekochtes Essen, keine Rohkost, keine Milchprodukte
Flüssig	Feuchtigkeit, Yang-Schwäche	Infekt, Kältegefühle	Keine Rohkost, leichte Kohlenhydrate und gekochtes Gemüse
Hart	Trockenheit, Hitze	Durst, Flüssigkeitsmangel	Obst-Kompott, nichts Scharfes
Weich, breiig	Qi-Schwäche, Feuchtigkeit	Ernährung	Leicht verdauliches Essen, fettarm
Übelriechend	Hitze, Feuchtigkeit	Infekt, viel tierisches Eiweiß	Kein Fleisch/Fisch
Schmerzhaft	Stagnation, Hitze, Kälte	Check!	Diagnostik

Für die Beschaffenheit des Stuhlgangs sind folgende Überlegungen wichtig:

- Welche Nahrung wurde zugeführt?
- Wie wurde sie aufbereitet? (Magen/Dünndarm/Gallenblase)
- Was konnte von den Nahrungsmitteln aufgenommen werden? (Milz)
- Was ist unnötig/toxisch und muss eliminiert werden? (Dickdarm)

Wie sieht es mit dem Qi im Verdauungstrakt aus?

Dieses betrifft die
- Körperregion – ist z.B. der Darm als zum unteren Erwärmer gehörig mit wenig Qi versorgt zugunsten des Oberkörpers/Kopf?
- Organe – der Darm erhält seine Kraft Qi von der Lunge, sein wärmendes Yang von der Niere, die Flüssigkeiten von Milz und Magen.

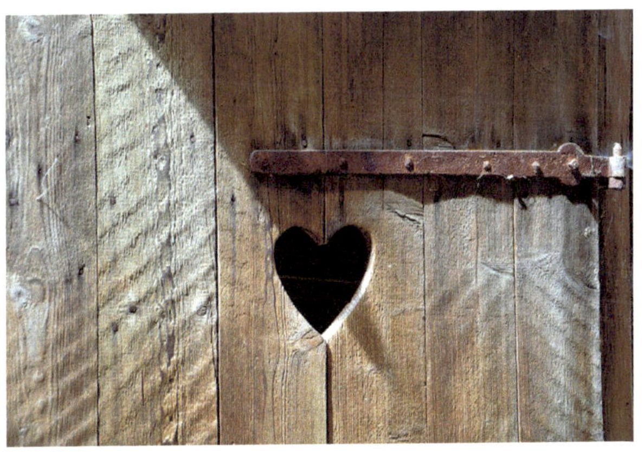

5.10.1. Die Leitbahn des Dickdarm

Vom Zeigefinger aus verläuft der Dickdarm-Meridian über die Schulter bis zur Nase. Dort finden Sie einen hervorragenden Akupunkturpunkt bei verstopfter Nase: Dickdarm 20. Dieser heißt „Wohlgerüche empfangen lassen" und er kann gut massiert werden (s. Abb.).

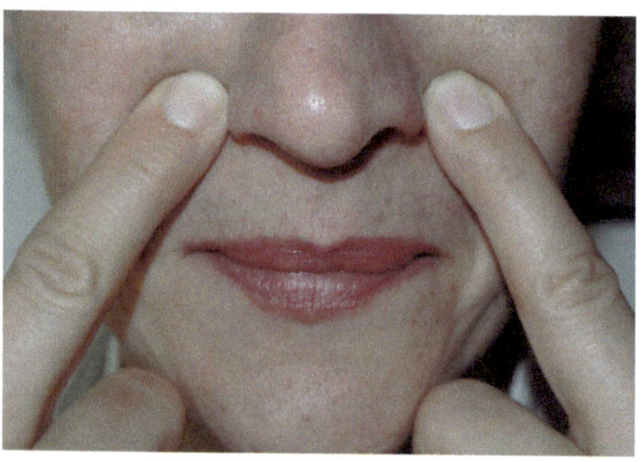

Massieren dieser Punkte hilft bei verstopfter Nase und bei Problemen der Dickdarm-Leitbahn.

Auf der Leitbahn haben viele Punkte etwas mit dem Immunsystem und der Haut zu tun:

- Immunprobleme
- Ekzeme
- Gesichtsprobleme
- Schmerzen im Hand-, Ellenbogen-, Schulter und Zahn/Kieferbereich

Übrigens: Der Dickdarm-Meridian wirkt eng zusammen mit dem Magen-Meridian.

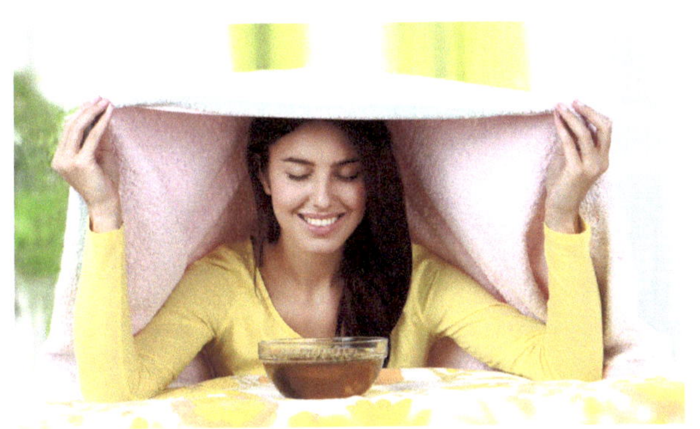

Ein Dampfbad hilft nicht nur bei Atemproblemen.

Tipp:

Dampfbad bei akuter, auch allergischer Rhinitis, Sinusitis

Löst Schleim, lässt Schleimhäute abschwellen, beruhigt Irritation. (möglicherweise lösen sich Unmengen von Schleim, das ist erwünscht)

Fruct. Xanthii 9 g
Hb. Schizonepethae 5 g
Hb. Menthae 3 g
Rx. Angelicae dahuricae 5 g
Hb. Centipedae 6 g

(Diese u.a. TCM-Rezepturen erhalten Sie bei ausgewählten TCM-Apotheken. Eine Liste finden Sie im Anhang dieses Buches.)

Kräuter pulverisieren, 1-2 Teelöffel in 350 ml Wasser zum Köcheln bringen, noch während des Köchelns (Vorsicht Nase, heiß!) inhalieren, ca. 10 Min. 1-2 x täglich anwenden, danach bitte nicht gleich nach draußen gehen. Diese Abkochung kann zweimal verwendet werden.

5.10.2. Einige Worte zum Reizdarm

Wenn heftige, wechselhafte Bauchschmerzen auftreten, die Veränderungen des Stuhlgangs mit sich bringen und zudem keine organischen Ursachen zu finden sind, ist der Darm zu empfindlich auf Reize verschiedenster Art. Das können Nahrungsmittel sein, aber auch seelische Belastungen oder Fehlsteuerungen des Immunsystems. Z.B. nach einem Infekt oder nach Antibiotika. Es wird dann die Diagnose „Reizdarmsyndrom" (RDS) oder „Colon irritabile" oder „nervöser Darm" gestellt. Aus TCM-Sicht können verschiedenste Mechanismen zu diesem Reizzustand führen: Bei übelriechenden Durchfällen handelt es sich häufig um feuchte Hitze im Darm, wenn emotionaler Druck und Angst eine Rolle spielen, sollte man die Leber mitbehandeln. Bei Verstopfung kann Trockenheit/Hitze oder eine Qi-Schwäche des Dickdarm vorliegen. Dann sind z.B. Vermeidungsstrategien (Gluten-Reduktion) sinnvoll. Aus meiner Sicht hat sich die Akupunkturbehandlung sehr gut bewährt. Dabei handelt es sich häufig um eine Störung des „Gürtelgefäßes" Dai Mai, der die Darmfunktionen dann nicht regulieren kann. Ein wichtiger Akupunkturpunkt, den Sie selber auch drücken und kreisend massieren können ist der Punkt Sanjiao 6 am Unterarm, eine Handbreit mittig über dem Handgelenk aussen. Er reguliert die Bewegung und die Feuchtigkeit in den Därmen.

5.10.3. Blähungen und Völlegefühle

Grundsätzlich unterscheidet die TCM hierbei zwischen verschiedenen Formen von Fülle-Zuständen des Bauches: Da gibt es zum einen die Ansammlung von Feuchtigkeit, die vor allem auf eine Disharmonie der Milz zurückzuführen ist. Aus westlicher Sicht kann es sich dabei um Fett-Ansammlungen handeln - sowohl das innen liegende viszerale Fett als auch das unter der Haut liegende Bauchfett. Gerade das viszerale Fett geht einher mit schwerwiegenden Stoffwechselproblemen, wie Diabetes II, aber auch mit Bluthochdruck und erhöhten Blutfetten.

Die andere Form von Blähungen sind eher „flüchtiger" Art: sie zeigen sich in Darmgeräuschen, auch kolikartigen Schmerzen und vielleicht auch mit abgehenden Gasen. Die Verdauung ist in diesem Fall überlastet, das Qi reicht nicht aus für die Umwandlung und „Entsorgung" der gasförmigen Darminhalte. Die Gase können sonst entweder resorbiert, über die Leber entgiftet, durch die Lunge oder aber durch den Anus ausgeschieden werden. Es kann also eine relative Überlastung der Verdauungstätigkeit vorliegen, z.B. durch schwer verdauliche Nahrungsmittel wie Hülsenfrüchte, einige Zuckerarten oder Milchprodukte. Auch eine Besiedelung mit Candida-Pilzen wird aus Sicht der TCM als Feuchtigkeit diagnostiziert. Es kann aber auch eine Stagnation des Qi vorliegen- hierbei ist die Leber entscheidend, denn sie garantiert aus Sicht der TCM den freien Fluss der Energien. Auslöser für diese Form von Blähungen sind emotionale Belastungen wie Anspannungen, Stress und Druck, aber auch fehlende körperliche Bewegung. je nach Lokalisation der Blähungen weist dies dann aber auch noch auf Belastungen der jeweiligen Organe hin- im Oberbauch eher auf den Magen, in der Nabelgegend auf den Dünndarm und im Unterbauch eher auf den Dickdarm.

Tipps *bei Blähungen:*

» Schwer verdauliche Nahrungsmittel vermeiden. Dazu zählen auch Vollkornprodukte und Fette jeder Art. Grundsätzlich wid die Verdaulichkeit verbessert durch kräftiges Würzen (scharf-bitter).

» übelriechende abgehende Blähungen werden besser durch den Verzicht auf tierisches Eiweiß

» Bauchmassage im Uhrzeigersinn

» Bewegung: entweder Sport oder einfach nur Spaziergängen, oder im akuten Fall durch Hin- und Herdrehen des Körpers (Rollkultur)

» Bei Kältegefühle und Schwäche kann Wärmeanwendung helfen

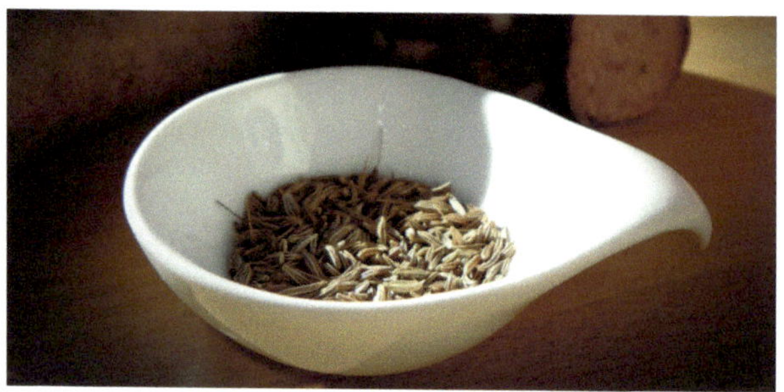

Kümmel hilft bei Darmproblemen

Kümmeltee hat sich bei Blähungen und Stagnationen im Darm bestens bewährt: ein Teelöffel Kümmel zerdrücken und mit kochendem Wasser übergiessen, abgedeckt 10 Minuten Ziehen lassen. In der Apotheke bekommen Sie auch Kümmelöl - davon können Sie 5-10 Tropfen mehrmals täglich einnehmen.

Tipps *bei Stagnationszeichen,*

die als Völlegefühle vom Ober- bis zum Unterbauch ausstrahlen und zur Verstopfung führen, ist auch Löwenzahn hilfreich:

» **Tee (Kraut + Wurzeln)** als frischen Salat, Saft oder als Tinktur:1-3x täglich bis zu 3 Tropfen Löwenzahn-Tinktur regt die Gallenblase an

» **Leberwickel für den Stoffwechsel:** Eine eingewickelte Wärmflasche mit mäßig heißem Wasser flach füllen und in ein feuchtes, ausgewrungenes Leinentuch wickeln. Legen Sie sich auf den Rücken und die Wärmflasche direkt auf die Lebergegend unterhalb des rechten Rippenbogens. Ein Badetuch gefaltet auf den Wickel legen, gut zudecken und 1 Stunde lang ruhen.

Checklisten

In der Chinesischen Medizin werden Krankheitssymptome genau hinterfragt. Wichtig sind nicht nur die körperlichen Zeichen, sondern auch die Umstände, unter denen die Beschwerden auftreten. Die folgenden Checklisten helfen Ihnen bei der Deutung von verschiedenen häufig auftretenden Verdauungsstörungen - und geben Ratschläge, was Sie grundsätzlich selber dabei tun können.

Checkliste: Durchfall

Was kann es aus TCM-Sicht bedeuten und was können Sie tun?

	Dickdarm-feuchte Hitze	**Milz/ Pankreas-Schwäche**	**Kälte im Dickdarm**	**Leber-Qi-Stau**
Durchfall, begleitet von	Schwere-gefühl, Stuhldrang, (Infekt?)	Völlegefühl	Schmerzen, Kälte	Stress, Ärger
Besserung durch	Nahrungs-karenz, Reis, Verzicht auf tierisches Eiweiß	Vermeiden von Fett, Rohkost und Vollkorn	Wärme auf Unterbauch	Bewegung
Veränderung des Stuhlgangs:				
Übelriechend	x			
Wässrig	x		x	
Nahrungs-reste		x		
Schmerzhaft			x	x
Breiig, ungeformt	x	x		x
Wechselhaft			x	x

Checkliste: Verstopfung

Was kann es aus TCM-Sicht bedeuten und was können Sie tun?

	Leber-Qi-Stau	Milz-Magen	Nieren-Yang	Kälte	Dickdarm-Qi-Schwäche	Hitze	Trockenheit
Begleitet von	Ärger	Grübeln	Angst	Kalter Unterbauch	Kraftlosigkeit	Durst	Durst, trockene Haut
Helfen kann:							
Hilfreich	Bewegung	Leichte Kost	Warmes Essen	Warmes, gewürztes Essen	Warmes, gewürztes Essen, Bauchmassage	Trinken, Bitteres, vegan, Fasten, Gemüse	Trinken, Obst, Leinsamen
Zur Unterscheidung: Der Stuhlgang ist…							
Selten, hart	x			x	x	x	x
Schmerzhaft	x			x		x	x
Unvollständig	x	x			x		x
Wechselnd	x		x	x			
Schmierig		x					
Brennend						x	

Richtig Essen

Meistens wird bei Verstopfung dazu geraten, ballaststoffreiche Nahrung zu sich zu nehmen. Das ist insofern richtig, als die Darmmuskulatur auf den Reiz einer größeren Kotmenge reagiert und aktiver wird. Wenn jedoch Schwäche-Zustände vorliegen – siehe Tabelle links – dann hilft eher eine allgemeine Dynamisierung (Bewegung) und/oder etwas stärker gewürztes, scharfes Essen. Abführmittel, welcher Art auch immer, sollten nur eine Zwischenlösung sein, denn sie schädigen langfristig die normale Dickdarm-Funktion.

Wann

Nach der Organuhr hat der Dickdarm seine beste Zeit morgens zwischen 5 und 7 Uhr. Beginnen Sie also den Tag mit einer gründlichen Reinigung des Darms, bevor Sie neuen Input zulassen! Täglicher Stuhl ist zwar grundsätzlich „normal“, wiederum jedoch nicht zwingend notwendig.

Lebensweise

Wie so häufig ist Bewegung ein Schlüssel für die Normalisierung der Körperfunktionen und auch des Geistes. Selbst beim Spazierengehen werden alle Muskeln mit einbezogen. Wichtig in diesem Zusammenhang ist die Bauchmuskulatur: Durch den Bauch hindurch geht ein großer Muskel, der die Oberschenkel mit der Wirbelsäule verbindet. Beim Laufen (Heben der Beine) „massiert“ dieser Muskel (M. Iliopsoas) den Darm!
Zu starre Ordnungsschemata sind eher ungünstig. Versuchen Sie sich davon zu lösen. Sie engen den sowieso unter Dauerdruck stehenden Menschen noch weiter ein. Auf der seelischen Ebene hat der Dickdarm auch viel mit Zwängen und Süchten zu tun.

Massagen

Streichen Sie bei Verstopfung mit ruhig etwas kräftigem Druck mit den Fingerkuppen den Verlauf des Dickdarms entlang, also vom rechten Unterbauch bis über den Bauchnabel nach oben, im Oberbauch von rechts nach links, und dann an der linken Bauchseite von oben nach unten. Wiederholen Sie dies ruhig 5-10 Mal. Die beste Zeit dafür ist der frühe Morgen, wenn Sie noch im Bett liegen. Eine Qigong-Massage-Übung: Handflächen zunächst durch Reiben wärmen. Dann tief 36x Einatmen, dabei jeweils Ausatmung über den Punkt lao gong (Handfläche). Dazu die warmen Hände im Uhrzeigersinn um den Bauchnabel kreisen lassen.
Letztlich ist auch eine Massage des Dickdarm bei Verstopfung die Auslösung des Entleerungs-Reizes durch Einläufe oder ein Klistier, in der Apotheke erhältlich als einfaches Set.

Heilkräuter

Viele Heilkräuter haben eine leicht abführende Wirkung, einige sogar eine sehr drastische. An dieser Stelle möchte ich hierfür keine Empfehlungen abgeben, die langfristige Einnahme ist gefährlich für die Eigenregulation von Schleimhaut und Muskeln. Sie haben häufig auch eine abtreibende Wirkung und zu oft entwickeln sich geradezu neurotische Verhaltensweisen aus einer Entleerungsstörung.

Grundsätzliches zur Pflege des Dickdarms:

Abzuraten	Empfehlenswert
Abführmittel	Essens- und Lebensweise überdenken
Antidiarrhoika bei Durchfall	Erst Nahrungskarenz, Schonkost versuchen, Heilerde innerlich
Hektik am frühen Morgen	Zwischen 5-7 Uhr Zeit für den Toilettengang
viel Fett und Fleisch	Mehr gekochtes Gemüse/Obst/ ausgemahlenes Vollkorngetreide
Ansammeln	Saubermachen, „Ausmisten“

5.11. Der Anus

Das Ende eines langen Weges vom Mund bis zum Anus. Das gründlich arbeitende Verdauungsystem hat alles Nützliche für die Aufrechterhaltung von Gesundheit und Wohlergehen herausgefiltert aus der Nahrung, das Überflüssige verlässt nun den Körper. Schleim, Bakterien, unnütze Ballaststoffe, Abfallprodukte aus dem Organismus oder auch das Zuviel: sogar Kohlenhydrate und Fette enthält der Kot – in Tibet wird Yak-Dung zum Heizen benutzt...

Vor dem Ausgang befindet sich noch der Mastdarm, der mit seinen Muskeln in Zusammenarbeit mit der Bauchmuskulatur (Bauchpresse) den letzten Schub liefert. Zwei Muskelringe regulieren den Austritt des Kots. Der äußere ist bewusst beeinflussbar, der innere wird z.B. bei Stress durch den Nervus Sympathikus angespannt. Die Folge ist eine Form der Verstopfung.

Die der Entleerung vorangegangene Verdauung hinterlässt ihre Spuren am Ende. Die Schleimhaut und Haut dort ist sehr sensibel und reagiert leicht mit Entzündungen und bei Überlastung (Verstopfung) mit hartnäckigen Verletzungen des Gewebes, wie z.B.:

- Hämorrhoiden
- Analfissuren
- Ekzeme
- Fisteln
- Analvenenthrombosen

Der Zusammenhang mit der Nahrungsaufnahme ist leicht nachzuvollziehen und fast jeder Asienreisende hat schon mal erlebt, dass das scharfe Chili nicht nur im Mund brennt, sondern auch ein zweites Mal am Verdauungsausgang. Gerade innere Hitze macht sich durch Brennen und auch Blutungen bemerkbar. Verzichten Sie also als „1. Hilfe" auf die Nahrungsmittel, die erhitzend wirken: tierisches Eiweiß, Alkohol, Zucker-/Weißmehlprodukte, Filterkaffee und natürlich scharfe Gewürze wie Pfeffer und Chili.

5.12. Die Nachbarn: Blase und Sexualorgane

Eng gedrängt geht's zu in der unteren Etage, und nicht selten hängen die Störungen in diesen Bereichen voneinander ab. Aus Sicht der chinesischen Medizin gehören Darmausgang und die Genitalien/Harnröhre zum „Zuständigkeitsbereich" der Nieren. Schwäche und Stauungen beeinflussen sich gegenseitig. Z. B. kann es bei schmerzhaften Menstruationsstörungen mit Koagelbildung auch zu Stauungen des Blutflusses im Analbereich kommen. Prostata und Enddarm liegen eng beieinander, eine chronische Prostataentzündung kann also etwas mit Entleerungsproblemen zu tun haben. Und dies kann dann z.B. zu Hämorrhoiden oder Analvenenthrombosen führen. Oder die inneren Organe haben eine Tendenz nach unten zu sinken. Die Folge können dann ein Prolaps sowohl der Gebärmutter als auch des Enddarms sein. Dies wäre dann aus Sicht der TCM eine gleichzeitige Schwäche von Milz und Nieren: die Milz hebt die inneren Organe nach oben und die Nierenenergie „hilft" ihr dabei. Stauungen haben aus dieser Sicht auch immer etwas mit der Leber zu tun. Sie hat die Aufgabe, für den gleichmäßigen Fluss der Energie Qi und des Blutes zu sorgen. Bewegung ist in diesem Fall die wichtigste Strategie, wie z.B. Ausdauersport, aber auch Beckenbodentraining und sexuelle Aktivitäten.

Was können Sie tun?

Was Ihnen auch der Proktologe als erstes sagen würde bei Problemen am Anus: Für regelmäßigen Stuhlgang sorgen. Aber es gibt noch andere Ursachen und daher auch Hilfe:

- Fehlerhafte Ernährung: eiweißreiche Nahrung, scharfe Gewürze und Zucker/Weißmehl erhitzen den Stuhl und führen zu „feuchter Hitze" (also Brennen und Feuchtigkeit) am Anus. Ernähren Sie sich ein paar Wochen vegan! Siehe auch → Magen, Dickdarm, feuchte Hitze
- Gestörtes Defäkationsverhalten: nicht nur herauspressen, sondern warten, bis der Stuhldrang von alleine kommt. Ballaststoffreiche Ernährung kann helfen, sonst → Dickdarm/Verstopfung. Das kann auch mal ein paar Tage dauern.

Drucksteigerung im Bauch: da hilft nur „die Wampe" zu reduzieren und den möglicherweise geblähten Dickdarm zu entlassen. Bei Schwangerschaft kommt belastend noch die gesteigerte Durchblutung in dieser Region dazu. Aus TCM-Sicht ist beides eine Belastung der → Milz.

Tipp: *Nahrungsmittel/Heilkräuter als Ballaststoffe für einen reibungslosen Stuhlgang.*

Weizenkleie, Sesam, Leinsamen, Flohsamen, aber immer reichlich dazu trinken: alle diese pflanzlichen Hilfsmittel müssen Wasser zum Aufquellen im Darm zur Verfügung haben – sonst gibt es Verstopfung!

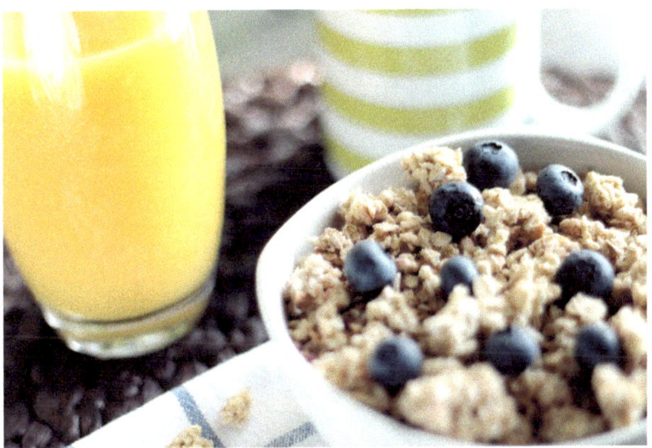

Ein gutes Müsli ist schnell zubereitet.

Was ist gut oder schlecht für den Darm-Ausgang:

Abzuraten	Empfehlenswert
Scharfes Essen	Ausgewogen, Gewürztes
Kunststoff-Unterwäsche	Kochwäsche
Übertriebene Hygiene (→ Schutzschicht)	Sauberkeit
Sitzen	Bewegung
Toilettenpapier	Wasserspülung
Essen zwischendurch	Regelmässigkeiten
Zucker und tierisches Eiweiß	Gekochtes Gemüse und Obst (Kompott)

6. Checklisten: Ihr Bauch aus TCM-Sicht

6.1. Wo haben Sie Beschwerden

	Hinweise und Tipps			
Wo haben Sie Beschwerden	**Organe**	**„Begleitmusik"**	**Es hilft...**	**Vorsicht**
	Oberbauch			
Mitte	Magen	Reaktion auf Essen?	Schonung	Abwehr-spannung,
Rechts	Leber-Galle	Ärger, Anspan-nung	Bewegung, Flexibilität	Heftige Schmerzen → Kran-kenhaus!
Links	Pankreas	Grübeln, Mit-leiden	Meditatio-nen	
Nabel-gegend	Dünndarm	Ethik/Moral	Wertung	
	Unterbauch			
Mitte	Dünndarm, Blase	Selbstbewußt-sein	Stärken registrieren	Abwehr-spannung,
Rechts	Dickdarm, Blinddarm	Loslassen/fest-halten Immunsystem	Trainieren...	Heftige Schmerzen → Kran-kenhaus!
Links	Dickdarm	Loslassen/fest-halten	Regelmäßig-keiten, Atem-übungen	Darmver-schluss?

6.2. Wie fühlt es sich an und was hilft?

	Hinweise und Tipps			
Wie fühlt es sich an	**TCM-Check**	**Begleitmusik**	**Es hilft....**	**Vorsicht**
Stechen	Blut-Stagnation, Kälte	Dunkle Unterzungenvenen, Trauma	Wärme	(Durch-) Blutung
Ziehen	Qi-Stagnation	Anspannung, Druck	Längere Bewegung	
Druck	Qi-Stagnation, Feuchtigkeit	Aufstoßen, Besserung durch Bewegung	Gewürztes Essen, Bewegung	
Krampf	Qi-Stagnation, Schleim	Blockadegefühl	Wärme, sanfte Massagen	Steine
Schwer	Feuchtigkeit, Schleim	Gedunsene Zunge	Leichte Kost, Bewegung	
Brennend	Hitze	Durst, rote Zunge	Bitter, sauer, Gemüse	Entzündungen
Kalt	Kälte	Kältegefühl, Müdigkeit	Warmes Essen, kräftige Suppen	

6.3. Ein schneller Wegweiser

Verdauungssymptome	Hinweise auf Störungen und TCM-Verdachtsdiagnosen								
	Dünndarm	Dickdarm	Gallenblase	Magen	Milz/Pankreas	Hitze	Kälte	Feuchtigkeit	Trockenheit
Durchfall	x	x	x		x	x	x	x	
Verstopfung		x				x	x		x
Magenschmerzen	x			x		x	x		
Appetitlosigkeit			x	x			x	x	
Blähungen	x	x	x	x	x		x	x	
Sodbrennen			x	x		x		x	
Übelriechender Stuhl	x	x			x	x		x	
Heller Stuhl			x				x		
Dunkler Stuhl	x			x		x			
Klebriger Stuhl					x			x	
Schleimiger Stuhl					x			x	

7. Glossar

7.1. Begriffe

7.1.1. Begriffe der TCM

Feuchtigkeit	Nicht zirkulierende, stagnierende Flüssigkeiten, wie z.B. Ödeme, Ausfluss aber auch ein „benebelter Geist"
Jing	Essenz, Ei- und Samenzelle, genetisches Potenzial, Reserve- und Grundenergie. Gespeichert in den Nieren
Moxibustion	Erwärmung der Akupunkturpunkte oder von Körperregionen durch glimmendes Beifußkraut
Qi	Lebensenergie, die alles bewegende Kraft; verschiedene Formen wie → Xue,→Jing
Schleim	Fest gewordene Feuchtigkeit, die die Körperfunktionen und das → Qi blockieren, wie z.B. Zysten
Schröpfen	Uralte, überall verbreitetes Hausmittel und naturheilkundliche Behandlungsmethode durch das Aufsetzen von Schröpfgläsern, die vorher luftleer gemacht wurden.
Schröpfmassage	Saugmassage mit Schröpfgläsern zur Dynamsierung von Qi und Xue
Xue	Blut, wobei das Menstruationsblut besonders viel → Jing enthält
Yang	Wärmender, dynamisierender, flüchtiger Aspekt des Daseins
Ye	Zirkulierende Flüssigkeiten, gewonnen aus der Nahrung; können zu → Feuchtigkeit und → Schleim werden
Yin	substanzieller, fester und kühler Aspekt des Daseins
Ying	Nährenergie, gewonnen aus der Nahrung und nutzbar gemacht über die Milz

7.1.2. Begriffe der westlichen Medizin

Abdomen	Bauch
Appendix	Wurmfortsatz des Blinddarm
Auskultation	Abhören, z.B. mit dem Stethoskop
Coecum	Blinddarm
Colitis	Darmentzündung
Colitis ulcerosa	Geschwürige Darmentzündung
Coloskopie	Darmspiegelung
Diarrhoe	Durchfall
Druckdolenz	Schmerzhaftigkeit auf Druck
Duodenum	Zwöffingerdarm
Endoskopie	Spiegelung der inneren Organe
Epigastrium	Oberbauch zwischen Rippenbogen und Nabel
Gastoskopie	Magenspiegelung
Gastritis	Magenschleimhaut-Entzündung
Helicobacter pylori	Helicobacter-Bakterien
Hiatus	Zwerchfell-Öffnung für Speiseröhre
Hypochondrium	Region am/unter d. Rippenbogen, beidseits der Mitte
Hypogastrium	Bauch unter dem Nabel
Ileum	Dünndarm
Laparoskopie	Bauchspiegelung
Obstipation	Stuhl-Verstopfung
Oesophagus	Speiseröhre
Palpation	Abtastung
Pankreas	Bauchspeicheldrüse
Perkussion	Abklopfen
Pylorus	Magenpförtner
Sonografie	Ultraschall-Untersuchung
Rectum	Enddarm
Reflux	(saurer, brennender) Rückfluss aus dem Magen
Rektoskopie	Enddarm-Spiegelung
Symphyse	Schambein
Ulcus duodeni	Zwölffingerdarm-Geschwür
Ulcus ventriculi	Magengeschwür

7.2. Bücher zum Weiterlesen

- Noll, „Der TCM-Ratgeber", Verlag Müller und Steinicke, München
- Lorenzen/Noll, „Die Wandlungsphasen der traditionellen chinesischen Medizin", Band 1-5, Verlag Müller & Steinicke, München
- Focks/Hillenbrand, „Leitfaden Chinesische Medizin", Elsevier, München
- Hemm/Noll, „Die Organuhr", GU-Verlag München
- Noll/Hemm, „Organbalance", GU-Verlag München

7.3. Adressen und Verweise

Arbeitsgemeinschaft für Klassische Akupunktur und TCM e.V.
Wisbacher Str.1
D-83435 Bad Reichenhall
www.agtcm.de

Verbindungsbüro Deutscher Akupunkturgesellschaften
Beim Andreasbrunnen 7
20249 Hamburg

Schweizerische Berufsorganisation für TCM
Kähstrasse 8
CH-9113 Degersheim
www.sbo-tcm.ch

Österreichische Akademie der Ärzte
Weihburggasse 2/5
1010 Wien
www.arztakademie.at
(Listen der akkreditierten Akupunktur-/TCM-Organisationen)

Internetadressen – für die Leser dieses Buches, mit aktuellen Links und Tipps:

www.praxis-noll.de – Homepage des Autors

www.ctca.de – Centrum für Therapiesicherheit in der Trad.Chin. Arzneitherapie mit weiterführenden Links

7.4. TCM-Apotheken

- Zieten Apotheke, Großbeerenstr. 11, 10963 Berlin, Telefon: 030-547169-0
- Schützen Apotheke München, Schützenstraße 5, 80335 München, Telefon: 089 / 55 76 61

Bildnachweis

Noll: Seite 28, 29, 37 (beide Bilder), 78

Shutterstock: Seite 14, 23, 26, 27, 28, 30, 32, 33, 35, 39, 41, 43 (beide Bilder), 46, 50, 52, 54, 59, 62, 64, 65, 74, 79

Pixabay: Seite 58, 66, 77, 82, 89

Index

Patientenratgeber von Andreas A. Noll

Kinderwunsch-Ratgeber
Traditionelle Chinesische
Medizin (TCM)

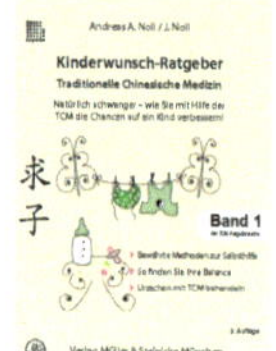

2023, 128 Seiten
978-3-87569-240-2

Verdauungs-Ratgeber
Traditionelle Chinesische
Medizin (TCM)

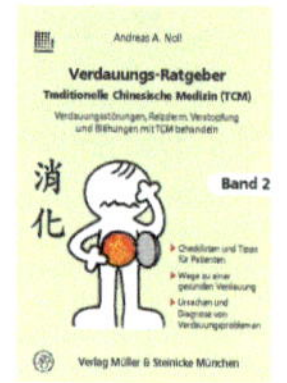

2024, 104 Seiten
978-3-87569-225-9

Hashimoto-Ratgeber
Traditionelle Chinesische
Medizin (TCM)

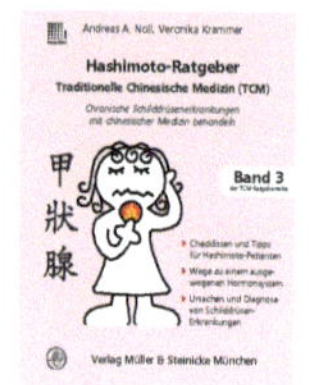

2023, 130 Seiten
978-3-87569-226-6

TCM-Ratgeber
Kopfschmerzen und Migräne
Trad. Chin. Med. (TCM)

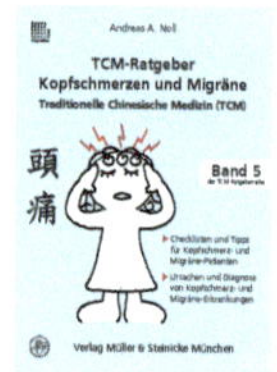

2018, 120 Seiten
978-3-87569-218-1

Ratgeber Rückenbeschwerden
Traditionelle Chinesische
Medizin (TCM)

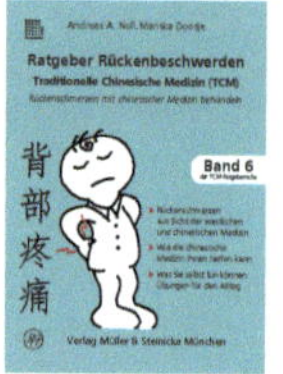

2019, 138 Seiten
978-3-87569-231-0

Burnout-Ratgeber
Traditionelle Chinesische
Medizin (TCM)

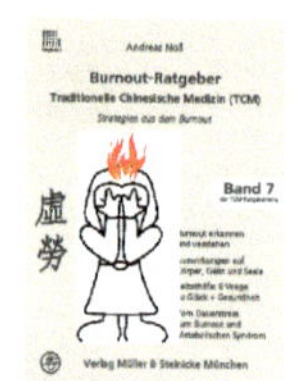

2021, 131 Seiten
978-3-87569-238-9

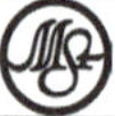

Verlag Müller & Steinicke München

www.mueller-und-steinicke.de